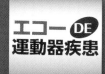

エコーDE運動器疾患

Musculoskeletal Ultrasonography in Dogs and Cats

枝村 一弥
Kazuya Edamura

ファームプレス

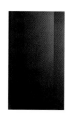

はじめに

　運動器疾患の症例を診断する際には、視診、触診、歩行検査、整形外科学的検査を系統立ててすすめていくのが一般的である。これらの検査にて、罹患関節や疑いのある疾患を絞り込むことができたら、次いでX線検査やCT検査といった画像診断を実施して鑑別診断を行っていく。しかし、これらの画像診断は、骨格の評価には有益だが、筋肉または腱といった軟部組織や関節軟骨の状態を詳細に評価することは難しい。そのような背景から、近年になって、獣医学領域においても運動器疾患の診断にMRI検査が導入されつつあるが、機器が高額で簡便に実施することができないため普及するにはいたっていない。そこで、筋肉や腱などの軟部組織だけでなく関節軟骨の状態を観察することが可能で、リアルタイムに関節を可動させながら評価することのできる超音波検査が、運動器疾患の新たな画像診断法として注目されている。

　筆者が運動器超音波検査に触れたのは、2005年にSan Diegoで開催されたアメリカ獣医外科学会（ACVS）の実習に参加したときが最初である。この頃、日本においては、犬や猫の運動器疾患の診断に超音波検査は行われていなかったため大変驚いたことを覚えている。その後、2011年にアメリカ・ミズーリ大学に留学した際には、この分野を牽引しているCook先生らに直接指導を受ける機会を得て、現在の技術の礎を築くことができた。筆者らの施設においても、運動器疾患の診断に超音波検査を導入することにより、従来の画像診断では評価が困難であった、肩関節周囲の腱や靱帯の疾患、前十字靱帯断裂、半月板損傷、総踵骨腱損傷などの診断精度が向上している。日本にある動物病院の多くに超音波診断装置があることから、今後は犬や猫の運動器疾患の診断においても超音波検査が普及することが予想される。

　運動器超音波検査を習得するうえで障壁となっているのは、成書がほとんどないということである。それが、本書の企画が始動したきっかけである。本書は、診断に重要な正常所見だけでなく、遭遇する機会の多い運動器疾患の典型的な所見を数多く掲載しており、国内外で最も系統的に運動器超音波検査を学ぶことができる。また、本書は、日本の獣医業界初の拡張現実（AR）を利用した書籍であり、スマートフォンやタブレット端末を使用することで、手軽に動画コンテンツを視聴することができる。このような斬新な書籍の出版に尽力頂いたファームプレス社に心から感謝の意を表したい。

　本書が、運動器超音波検査を行う獣医師にとっての必携の書となるだけでなく、様々な運動器疾患の診断精度の向上に貢献することができたら幸いである。

平成30年6月吉日

枝村　一弥
Kazuya Edamura, D. V. M., Ph. D., Diplomate JCVS
日本大学生物資源科学部獣医学科獣医外科学研究室　准教授
日本大学動物病院　整形外科　小動物外科専門医

4

Contents 目次

はじめに ……………………………………………………… 3

目次 …………………………………………………………… 5

AR視聴に関するご案内 ……………………………………… 9

01 イントロダクション — Introduction

イントロダクション ………………………………… 12

02 肩関節 — Shoulder Joint

適応と解剖 …………………………… 24	上腕二頭筋腱鞘滑膜炎の説明 ………… 32
基本的なプローブ操作 ……………… 25	上腕二頭筋腱鞘滑膜炎①	
上腕二頭筋腱：長軸／上腕二頭筋腱：短軸 …… 26	／上腕二頭筋腱鞘滑膜炎② ………… 33
棘上筋／棘下筋 ……………………… 27	上腕二頭筋腱鞘滑膜炎③	
小円筋／内側関節上腕靭帯 ………… 28	／上腕二頭筋腱鞘滑膜炎④ ………… 34
上腕骨頭：正面観／上腕骨頭：尾側面 ……… 29	上腕二頭筋腱鞘滑膜炎⑤	
	／上腕二頭筋腱鞘滑膜炎⑥ ………… 35
	離断性骨軟骨症の説明 ………………… 36
	離断性骨軟骨症①／離断性骨軟骨症② ………… 37

03 肘関節 — Elbow Joint

適応と解剖 …………………………… 40	肘関節形成不全の説明 ………………… 48
基本的なプローブ操作 ……………… 41	内側鉤状突起分離①／内側鉤状突起分離② …… 50
内側鉤状突起①／内側鉤状突起② …… 42	肘突起癒合不全①／肘突起癒合不全② ……… 51
内側側副靭帯／上腕二頭筋腱の終止部 …… 43	肘関節形成不全：変形性関節症①
肘突起／外側側副靭帯 ……………… 44	／肘関節形成不全：変形性関節症② …… 52
上腕三頭筋腱①／上腕三頭筋腱② …… 45	肘関節形成不全：変形性関節症③
	／肘関節形成不全：変形性関節症④ ……… 53

04 手根関節 — Carpal Joint

適応と解剖	56	関節リウマチの説明	64
基本的なプローブ操作	57	関節リウマチ①／関節リウマチ②	65
手根関節：全体像①／手根関節：全体像②	58	関節リウマチ③／関節リウマチ④	66
手根関節：屈伸動作／手根中手関節	59	関節リウマチ⑤／関節リウマチ⑥	67
中手骨：長軸／中手骨：短軸	60		
内側側副靭帯／外側側副靭帯	61	変形性関節症の説明	68
尺側手根屈筋腱／指骨	62	変形性関節症①／変形性関節症②	69

05 股関節 — Hip Joint

適応と解剖	72	股関節形成不全の説明	82
基本的なプローブ操作	73	バーデン試験による股関節の緩みの評価①／バーデン試験による股関節の緩みの評価②	84
大腿骨頭：頭側観／大腿骨頭：正面観	74	股関節形成不全：変形性関節症①／股関節形成不全：変形性関節症②	85
大腿骨頭：尾側観／大腿骨頭靭帯	75		
殿筋群①／殿筋群②	76	大腿骨頭壊死症の説明	86
大腿四頭筋：長軸／大腿四頭筋：短軸	77	大腿骨頭壊死症①／大腿骨頭壊死症②	88
縫工筋／大腿二頭筋	78	大腿骨頭壊死症③／大腿骨頭壊死症④	89
恥骨筋／大腿骨頭：腹側観	79	大腿骨頭壊死症⑤／大腿骨頭壊死症⑥	90
恥骨筋と大腿骨頭：腹側観①／恥骨筋と大腿骨頭：腹側観②	80	大腿骨頚部の血流の確認①／大腿骨頚部の血流の確認②	91
		外傷性股関節脱臼の説明	92
		外傷性股関節脱臼①／外傷性股関節脱臼②	93
		外傷性股関節脱臼③／外傷性股関節脱臼④	94
		外傷性股関節脱臼⑤／外傷性股関節脱臼⑥	95

06 膝関節　Stifle Joint

- 適応と解剖 …………………………………… 98
- 基本的なプローブ操作 ………………………… 99
- 膝関節：長軸①／膝関節：長軸② …………… 100
- 大腿骨顆の軟骨／脛骨近位端の軟骨 ………… 101
- 前十字靭帯①／前十字靭帯② ………………… 102
- 半月板／内側半月板 …………………………… 103
- 内側半月板の血流／外側半月板 ……………… 104
- 内側側副靭帯／外側側副靭帯 ………………… 105
- 長趾伸筋腱／大腿四頭筋 ……………………… 106
- 滑車溝／滑車稜 ………………………………… 107
- 膝窩動脈①／膝窩動脈② ……………………… 108

- 前十字靭帯断裂の説明 ………………………… 110
- 前十字靭帯断裂①／前十字靭帯断裂② ……… 112
- 前十字靭帯断裂③／前十字靭帯断裂④ ……… 113

- 半月板損傷の説明 ……………………………… 114
- 内側半月板損傷①／内側半月板損傷② ……… 116
- 内側半月板損傷③／内側半月板損傷④ ……… 117
- 内側半月板損傷⑤／内側半月板損傷⑥ ……… 118

- 変形性関節症の説明 …………………………… 119
- 関節液の貯留所見①／関節液の貯留所見② … 121
- 骨増殖体の形成①／骨増殖体の形成② ……… 122
- 骨増殖体の形成③／関節軟骨のびらん・潰瘍 … 123

- 膝蓋骨脱臼の説明 ……………………………… 124
- 膝蓋骨内方脱臼 ………………………………… 126
- 膝蓋骨内方脱臼：グレード2
　　／膝蓋骨内方脱臼：グレード4 …………… 127
- 膝蓋骨外方脱臼：グレード2
　　／膝蓋骨外方脱臼：グレード4 …………… 128
- 滑車溝の低形成①／滑車溝の低形成② ……… 129
- 内側滑車稜の変形／外側滑車稜の変形 ……… 130
- 骨増殖体の形成／関節液の貯留所見 ………… 131
- 滑車溝形成術後の滑車溝の評価
　　／金属製インプラント設置後の滑車溝の評価 … 132
- 内側広筋の異常：短軸①
　　／内側広筋の異常：短軸② ……………… 133
- 内側広筋の異常：長軸 ………………………… 134

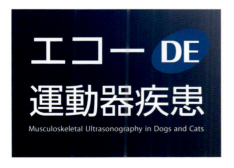

07 足根関節 — Tarsal Joint

適応と解剖	136	総踵骨腱の損傷の説明	146
基本的なプローブ操作	137	総踵骨腱の損傷①／総踵骨腱の損傷②	147
足根関節：全体像①／足根関節：全体像②	138	総踵骨腱の損傷③／総踵骨腱の損傷④	148
足根下腿関節：屈伸動作／足根中足関節	139	総踵骨腱の損傷⑤／総踵骨腱の損傷⑥	149
中足骨：長軸／中足骨：短軸	140	総踵骨腱の損傷⑦／総踵骨腱の治癒	150
内側側副靭帯／外側側副靭帯	141		
底側足根靭帯／浅趾屈筋腱・深趾屈筋腱	142	免疫介在性関節炎の説明／免疫介在性関節炎	151
腓腹筋：起始部／総踵骨腱：中央部	143		
総踵骨腱：付着部／総踵骨腱：全体像	144	骨軟骨異形成症の説明	152
		骨軟骨異形成症①／骨軟骨異形成症②	153

08 骨折 — Fracture

骨折	156	脛骨骨幹部骨折：整復後①／脛骨骨幹部骨折：整復後②	164
橈骨骨折①／橈骨骨折②	157	脛骨高平部水平化骨切り術後①／脛骨高平部水平化骨切り術後②	165
橈骨骨折③／橈骨骨折：整復後	158	プレート固定後感染①／プレート固定後感染②	166
橈骨骨折：仮骨①／橈骨骨折：仮骨②	159		
橈骨骨折：癒合不全①／橈骨骨折：癒合不全②	160		
中手骨骨折①／中手骨骨折②	161		
大腿骨骨頚部骨折①／大腿骨骨頚部骨折②	162		
大腿骨骨幹部骨折：整復後①／大腿骨骨幹部骨折：整復後②	163		

09 骨軟部腫瘍 — Bone and Soft tissue Tumors

骨軟部腫瘍	168	未分化肉腫③／組織球性肉腫①	173
骨肉腫①／骨肉腫②	171	組織球性肉腫②／組織球性肉腫③	174
未分化肉腫①／未分化肉腫②	172		

コラム	70
参考文献一覧	175

エコー DE 運動器疾患

AR 動画視聴に関するご案内

各ページにあるフレームマーカー（Ⓐ）にスマートフォンおよびタブレット端末をかざすと図の静止画が浮かび上がり、その静止画をダブルタップすると画面上で動画再生がスタートします。
動画再生には専用アプリのインストールが必要です。

専用アプリのインストール方法（3ステップ）

① App Store 、もしくは Android から **"ファームプレス"** を検索してください。

② **"エコー DE 運動器疾患"** アプリをインストールしてください。

③ アプリを起動させて**フレームマーカー**にかざしてください。

QRコードからのダウンロードもご利用ください

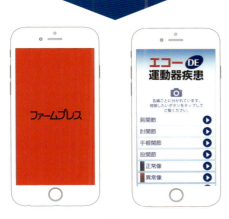

AR動画をダブルタップするとストリーミング画像となります。
※はじめに読み込む際時間がかかる場合があります。

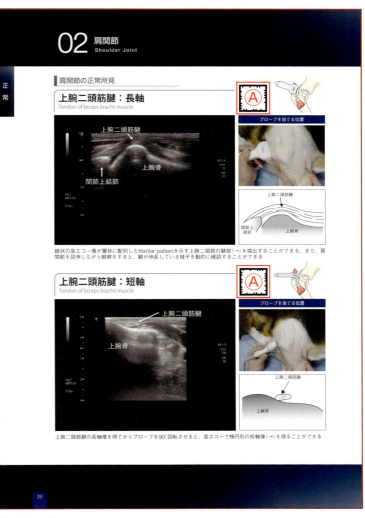

● 注意事項
・インターネット回線に接続した状態でご利用ください。
・ARコンテンツの視聴は無料ですが、通信料金はご利用される方のご負担になります。
・パケット定額サービスにご加入ではない方は、高額になる可能性がございますのでご注意ください。
・Wi-Fi環境推奨です。
・初回の起動に設定読み込みを行いますので、多少時間が掛かります。
・通信状況、OSのバージョンなどによっては動作しない場合がございます。

01 イントロダクション
Introduction

　運動器疾患の診断は、問診、視診、歩行検査、触診、整形外科学的検査、X線検査を系統立てて行っていくのが一般的である。最近では、これらの検査で診断が得られない症例に対して、犬や猫においてもCT検査やMRI検査といった高度画像診断が行われるようになってきた。しかし、CTやMRIは一部の診療施設にしかなく、いずれの施設においても手軽に実施できる検査ではない。医学領域においては、X線検査、CT検査、MRI検査に加えて、超音波検査が運動器疾患の診断に導入されており、今や「第二の聴診器」または「関節の聴診器」として診察室に必要な検査装置の1つとなってきている。

　超音波検査は、筋肉、靭帯、腱といった軟部組織の描出に優れていて、空間分解能も高いため、従来の検査では得ることのできない多くの情報を得ることができる。運動器の超音波検査は、犬や猫においても無麻酔で実施することができるため、今後は獣医学領域においても普及する可能性を秘めている。日本では、多くの動物診療施設に超音波診断装置があるため、その運動器疾患への活用は新たな道を開くことができるであろう。

01 イントロダクション
Introduction

医学領域における運動器超音波検査

医学領域において、筋骨格系の疾患に対して超音波検査が行われたのは1972年で、ベーカー嚢胞（Baker's cyst）と血栓性静脈炎（thrombophlebitis）の鑑別に用いられたのが最初である[1]。1978年からは、関節リウマチの症例の滑膜炎の診断と治療経過の観察に超音波検査が使用されはじめた。現在では、多くの医療施設で関節リウマチの診断に超音波検査が実施されており、日本リウマチ学会からは「関節エコー撮像法ガイドライン」も出版されている[2]。超音波検査が導入されることにより、X線検査では把握できないような滑膜炎の状態が診察室で即時に把握できるようになり、関節リウマチの早期診断や治療効果の判定にも重宝されている。

医学領域において、運動器の超音波検査が普及しはじめたのは1980年代になってからである[3]。超音波診断装置のデジタル化と高周波化により画質が飛躍的に向上し、ノイズが少なく、CTやMRIよりも空間分解能の高い画像が容易に得られるようになった[3~5]。現在では身体検査の延長として、多くの医療施設で最初の画像診断として運動器超音波検査が実施されるようになってきている[1, 3]。

超音波検査は、腱、靭帯、軟骨、神経、血管といった軟部組織の描出に優れているため、これらの疾患の診断にはとくに有効である。現在、医学領域では、前述した炎症性関節疾患の他に、変形性関節症（OA）、回旋筋腱板（Rotator cuff：棘上筋、棘下筋、小円筋、肩甲下筋）の異常、アキレス腱断裂、前十字靭帯断裂、半月板損傷、膝蓋腱炎、側副靭帯損傷、指の伸筋腱または屈筋腱の断裂、結節性関節炎、肘部管症候群、上顆炎などといった様々な運動器疾患の診断に活用されている[1, 3, 4]。超音波検査は骨の診断には向かないと思われていたが、肋骨骨折、舟状骨骨折、骨端線骨折のように、2次元のX線検査では診断が難しい骨折においても有用性が示されている[3]。また、骨癒合過程における血管新生や仮骨形成の程度も把握することができるため、修復の経過を観察できるという点でも注目を浴びている[4]。

最近では、造影超音波検査、3次元画像化、CTやMRIの画像との合成なども行われるようになり、診断精度を向上させるために様々な臨床研究が行われている[1]。

運動器超音波検査のメリット

超音波検査は、非侵襲的で安全に行うことができ、空間分解能が高く、多くの診療施設で実施することができる（図1）。通常は、全身麻酔を必要としないため、手軽に行うことができる身近な検査として、幼齢から老齢まであらゆる年齢で検査が可能である[4]。本検査は、音波を利用した検査であるため、X線検査やCT検査と異なり被曝が生じないのは大きな利点である。そのため、検査回数や頻度に制限が生じず、短期間でくり返し検査することも可能である[5]。また、一部のCT検査やMRI検査は、金属インプラントが埋入されているときにはアーティファクトが発生するが、超音波検査では最小であり検査への影響がほとんどない。

超音波検査は、運動器を構成する軟部組織の病態をリアルタイムに把握することができることから、それらの疾患に対する理解にも貢献している。関節を動かしたり、筋肉を収縮させたりしながら診断を行うことができるのは、他の診断ツールにない最大の特徴である（図2）。一般的に、超音波検査は他の画像診断ツールに比べて迅速に画像化することが

図1

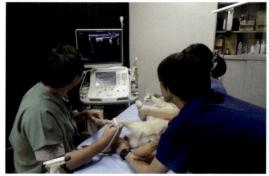

運動器超音波検査は、犬や猫においても無麻酔で実施可能で、非侵襲的であるため診察室でも手軽に行うことができる

でき、多くの関節を短時間で評価することができる[1]。さらに、カラードプラ等を用いることで血管走行や血流も確認することが可能である（図3）。最近では、エラストグラフィー（Ultrasound real-time Tissue Elastography）を用いることで組織弾性を評価することもできるようになったため、腱または筋肉の張りや凝りの程度を画像化して視認できるようになり、超音波検査の重要性がさらに増してきている（図4）[5]。

このように、超音波検査は、安価でかつ即時に実施することができ、運動器に関する多くの状態を把握することができるため、今後は獣医学領域においても広く普及することが予想される。

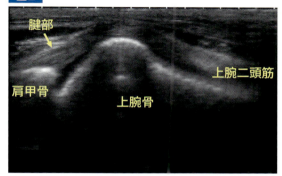

図2
超音波検査は、とくに腱、靭帯、筋肉といった軟部組織の描出に優れており、関節を動かしたり、筋肉を収縮させたりして動的にかつリアルタイムに診断を行うことができる。図は、犬の肩関節における上腕二頭筋腱の長軸像で、肩関節を屈伸させることで、腱が伸縮するところがリアルタイムに観察することができる

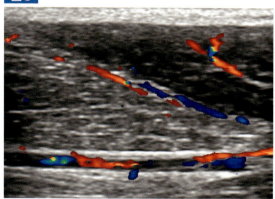

図3
カラードプラを用いることで、血管走行や血流も確認することができる。図は、筋間を走行する血管を示している

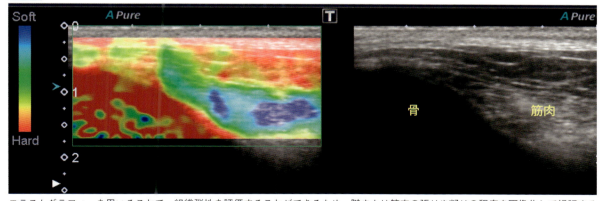

図4
エラストグラフィーを用いることで、組織弾性を評価することができるため、腱または筋肉の張りや凝りの程度を画像化して視認することができる。右図の無エコー領域は骨で、左図では硬組織である赤色を示している。骨よりも浅層にある筋肉部分は、軟組織である緑ないしは青色を示している。筋肉の一部が赤く描出されており、硬結している状態が把握できる

01 イントロダクション
Introduction

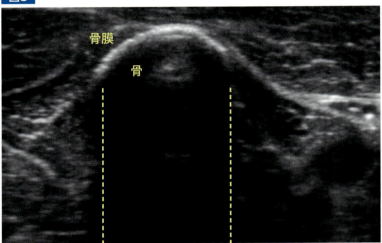

図5

超音波は、骨の表面で反射するため、骨内部や髄腔内の病変は評価することができない。また、骨組織の背後にある組織も評価することができない

運動器超音波検査の限界

前述のような多くの利点があるにもかかわらず、いくつかの限界がある。運動器超音波検査には高周波プローブを使用するため、深部の構造を観察することが難しい。深部の軟部組織の評価には、MRI検査のほうが有効である[1]。また広い範囲を同時に観察したい場合にも、MRI検査が有利である[1]。超音波は、骨の表面で反射するため、骨内部や髄腔内の病変は評価することができない（図5）。また、骨組織の背後にある組織も評価できないことも知っておくべきである（図5）。

循環器や腹腔の超音波検査と何がちがうか？

基本的に、準備や操作法は循環器や腹腔の超音波検査と同じである。そのため、関節へのプローブの当て方と基本像を把握していれば、誰でも簡単に診断を行うことができる。

運動器領域の超音波検査の条件は、腹部と比べコントラストを上げて、組織構造の連続性や組織内部の視認性を高める設定にしてあるのが特徴である（表1）。腹部よりも浅い部位をみることが多いため、周波数は高めの設定となっている（表1）。各社でそれぞれの設定が異なるため、自身の使用している機器の設定がどのようになっているのか是非とも確認していただきたい。もし、使用している機器に運動器を診断するためのプログラムが入っていない場合には、プログラムをインストールする必要がある。

犬や猫における運動器超音波検査の応用

獣医学領域においても、1980年代から馬の運動器疾患の診断に超音波検査が行われてきた。とくに、屈腱炎の診断に有効で、今や必要不可欠な検査の1つとなっている。しかし、小動物の診療に応用されたのは、ごく最近のことである。運動器超音波検査は、欧米においてはすでに小動物臨床領域に導入され普及しつつある。とくに、筋肉、腱、靭帯といった従来までの画像では評価が困難であった部位の診断に活用され、運動器疾患の診断の幅が広がっている。

●肩関節疾患

肩関節疾患に対しては超音波検査が役に立つことが多い。従来までは、触診にて肩関節周辺に異常を

表1	超音波診断装置の条件設定のちがい（キヤノンメディカルシステムズ社製）			
	プリセット名			
	Abdomen	Neo-Hip	MSK	
	腹部	股関節	筋骨格系	
ApliPure	2	6	6	コントラスト分解能、均一性、連続性の向上
Precision	1	2	2	境界部の連続性や構造物内部の視認性を高める
Freq	11	14	14	高い周波数
DR	70	60	60	
THI type	Diff	Fund	Diff	
AGC	1	0	0	白飛びを抑える
E.E.	1	1	1	
Persistence	3	4	4	スムージングおよびノイズ感の低減
Frame Rate	7	0	5	緻密感の変更
Gamma	14	5	5	
Map	2	2	2	

捉えても、X線検査で異常が認められないときには、診断に難渋することが多かった。一部の施設においては、このような症例に対して関節鏡検査が実施できるが、すべての施設で手軽に行うことができる検査とはいいがたい。近年、運動器超音波検査が小動物臨床領域にも導入され、上腕二頭筋腱鞘滑膜炎、関節上腕靭帯損傷に起因する肩関節不安定症、回旋筋腱板（Rotator cuff：棘上筋、棘下筋、小円筋、肩甲下筋）の異常の伴う跛行の診断を無麻酔で行うことができるようになってきた。棘上筋によるインピンジメント（注：筋肉による挟み込み・衝突）と上腕二頭筋腱鞘滑膜炎の鑑別は、麻酔下の関節鏡検査でしか行うことができなかったが、最近では無麻酔で診察室にて診断が行うことができるようになった。このように、臨床現場で汎用されている機器で、これらの疾患が診断できるようになったのは、大きなブレイクスルーである。

●前十字靭帯断裂および半月板損傷

後肢では、前十字靭帯断裂や半月板損傷の有無を診断するのに超音波検査がとくに役立っている。前十字靭帯の部分断裂を含め触診では判断しにくい症例に対して、超音波検査が有効なことがある。前十字靭帯断裂例では、前十字靭帯の走行の不整や関節液の貯留所見が高率で認められる。また、超音波検査では、内側および外側半月板の状態を画像化して視認することができる。そのため、半月板損傷の有無も観察可能であり、膝関節を可動させながら評価できることから、屈伸時の半月板の安定性も確認することができる。

●膝蓋骨脱臼

膝蓋骨脱臼の症例では、大腿四頭筋群の変性の程度、関節包の伸張の程度、滑車溝の深さ、膝蓋骨の大きさなどを判定することができる。従来までは、X線検査による骨形態の評価のみが行われていたため、超音波検査による軟部組織の病態の把握は治療戦略を練るうえでの新たな武器となるであろう。

●股関節

股関節では、大腿骨頭壊死症（レッグ・カルベ・ペルテス病）の早期発見に有用なだけでなく、股関節形成不全に続発する変形性関節症の程度も確認することができる。

●その他

総骨踵腱断裂や筋損傷の診断にも有効で、断裂および損傷部位を正確に特定することができる。超音波検査を行うことによって、歩行異常を呈する腫瘍性疾患の有無も鑑別することができる。

01 イントロダクション
Introduction

このように、小動物臨床領域においても、超音波検査は多くの運動器疾患の診断に活用することが可能で、詳細な情報を得ることができる。

■ 画像診断ツール間のちがい

運動器超音波検査を行う前に、他の画像診断ツールと何がちがうのかを把握しておく必要がある。X線検査は、骨などの硬組織の描出性に優れており、無麻酔で簡便に行うことができる。しかし、軟骨病変の評価は不可能で、腱や靭帯の病変も診断することは難しい。CT検査も骨などの硬組織の描出性に優れており、3次元での評価が可能な点でX線検査よりも優れている。その一方で、CT検査は筋肉や腱の病的変化を正確に捉えにくく、軟骨病変も評価できない。多くの場合、CT検査は鎮静もしくは全身麻酔が必要である。MRI検査は、腱や筋肉といった軟部組織の描出性に優れており、T1ρマッピングやT2マッピングを用いることにより軟骨の質的変化も評価することが可能である。しかし、MRI検査は全身麻酔が必要で検査時間が長く、検査費用が高額となるのが大きな欠点である。

筆者らは、各画像診断ツールにおける検査時間と、犬で超音波検査を行った場合にどのような構造物が観察できるのかを検討した。肩関節のスクリーニング検査に要した時間は、無麻酔での超音波検査が16.3±7.5分とCT検査よりは長い時間を要したが、MRI検査の34.7±3.8分に比べて約半分の時間で検査が可能であった。犬においても、人と同様に、肩関節周囲の上腕二頭筋腱、棘上筋腱、棘下筋腱、小円筋腱、内側関節上腕靭帯の走行や連続性を詳細に把握することができたが、CT検査ではこれらの構造を確認することは困難であった。

股関節の超音波検査に要した時間は12.3±4.1分で、CT検査より長い時間が必要であったが、MRI検査の32.8±0分よりも約1/3の時間で検査が可能であった。犬においても、殿筋群、恥骨筋、大腿四頭筋群、ハムストリング筋群、大腿骨頭靭帯などといった股関節内外の筋肉や靭帯のみでなく、大腿骨頭や寛骨臼の形状も観察することが可能であった。

膝関節においては、超音波検査にて18.3±7.6分でスクリーニングを行うことができ、CT検査には劣るものの、MRI検査の44.1±2.4分に比べ有意に短い時間で検査が可能であった。膝関節では、膝蓋靭帯、前十字靭帯、後十字靭帯、側副靭帯、外側半月板、内側半月板といった膝関節疾患の診断に重要な軟部組織の構造を詳細に評価することができた。また、滑車溝の深さや膝蓋骨脱臼の有無も容易に確認することができた。

準備するもの

- ●超音波診断装置：運動器疾患の診断モードがプレインストールされているものが望ましい
- ●高周波リニアプローブ（図6A）：10MHz以上のものが推奨される
- ●超音波検査用ゼリー：プローブと反膚の間の空気の混入を避けて音波を伝わりやすくするために使用する
- ●超音波診断用ゲルパッド（図7A）：凹凸のある組織を評価するときに有用である

図6

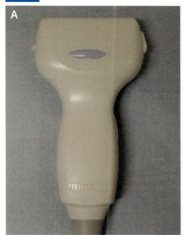
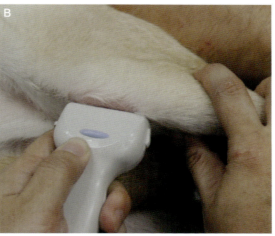

高周波リニアプローブ（A）を用いて膝関節の超音波検査を行っているところ（B）。運動器超音波検査を行う際にはリニアプローブを用いるのが一般的である

図7 超音波診断用ゲルパッドの使用

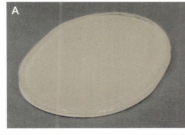
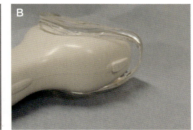
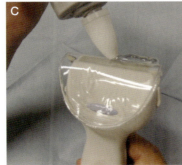
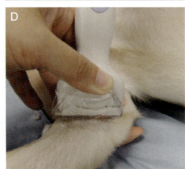

A：超音波プローブ用延伸ポリプロピレン-ポリウレタンゲル
B：プローブにゲルを装着したところ
C：検査前にゲルの上に超音波検査用ゼリーをつける
D：凹凸のある組織の上にプローブを当てる際には、このようなパッドを使用することでよりよい画像を得ることができる

01 イントロダクション
Introduction

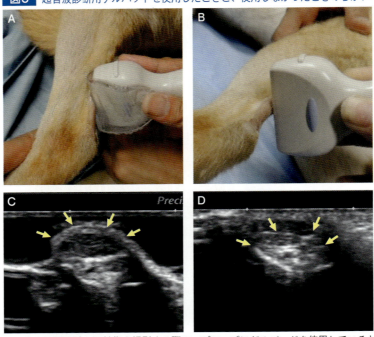

図8 超音波診断用ゲルパッドを使用したときと、使用しなかったときのちがい

A：犬の総踵骨腱の短軸像を撮影する際に、プローブにゲルパッドを使用しているところ
B：ゲルパッドを使用せずに検査を行っているところ
C：ゲルパッドを使用すると、総踵骨腱の短軸像が丸くきれいに描出される
D：ゲルパッドを使用していないときには、腱の断層はかなり崩れて描出されている

　超音波検査では、いずれの関節においても関節軟骨の厚さや関節液の貯留の程度も評価可能であった。一方で、犬や猫の肘関節、手根関節、足根関節では、関節周囲に軟部組織が少ないため、リニアプローブによる観察は困難であった。最近では、超音波診断用ゲルパッドも使用できるようになり、これらの関節においても安定した検査が可能となってきている。

運動器超音波検査を行うにあたって必要なもの

　運動器超音波検査を行う際には、運動器疾患の診断モードがプレインストールされている、もしくはインストールが可能な超音波診断装置を使用する必要がある。そのようなプログラムが入っていない装置でも、循環器や腹腔の条件で運動器を観察することはできるが、画像の質が大きく劣り診断に値しないことが多い。運動器超音波検査には、軟部組織や骨を観察する際に有用なリニアプローブが必須となる。とくに、10MHz以上の高周波リニアプローブ（図6）を準備しておくと診断性能が向上する。表層に存在する筋肉や腱の評価や、骨隆起の多い関節の観察には、超音波診断用ゲルパッドがあると便利である（図7）。超音波診断用ゲルパッドは、透明で柔軟性が高く粘弾性体であるため、皮膚の曲面への密着性に優れている。また、生体とほぼ同じ音響インピーダンス（音響特性）を示すため、鮮明な画像を得ることもできる（図8）。通常は、これだけあれば運動器超音波検査を行うことができる。

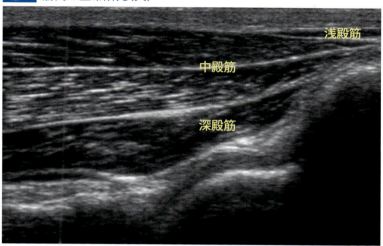

図9 筋肉の正常所見（犬）

筋肉は、内部の均質な筋線維束は低エコーに、筋周囲膜と筋膜は高エコーに描出される。正常の筋肉では、高エコーの膜に囲まれた低エコーの塊の中に、多数の高エコーの線状縞が入っているような像が得られる

運動器超音波検査の方法

運動器超音波検査を行う際には、関節の周囲の被毛は刈ったほうが望ましい。しかし、推奨はできないが、関節の周囲の被毛が薄い場合にはアルコールスプレーで被毛を避けるだけでも検査を行うことができる。

まずは、通常の超音波検査と同様に、プローブに超音波検査用ゼリーをつける。筋肉で十分に覆われた関節では、プローブを皮膚に直接当てる。肘関節や総踵骨腱など、プローブを皮膚に密着して当てられないときには、超音波診断用ゲルパッドを使用すると良質の画像を得ることができる（図8）。通常は、Bモードで観察を行っていく[7]。

プローブと対象物が平行になるようにして得られる画像を長軸像、直行するようにプローブを当てた際に得られる画像を短軸像という[7]。運動器超音波検査においては、長軸断では画面の左が近位側、画面の右が遠位側となるようにプローブを当てるのが一般的である[7]。短軸像については、左側肢の頭側からプローブを当てる場合には画面の左が内側となるように、右側肢の頭側からプローブを当てる場合は画面の右が内側となるように描出する[7]。

各組織のみえ方

●筋肉

筋肉は、内部の均質な筋線維束は低エコーに、筋周囲膜と筋膜は高エコーに描出される[4, 6]。そのため、正常の筋肉では、高エコーの膜に囲まれた低エコーの塊の中に、多数の高エコーの線状縞が入っているような像が得られる（図9）。筋損傷が存在しているときには、筋線維束の不整やエコー源性が変化する。血腫や石灰化が存在しているときには低エコー像を示し、血腫が肉芽組織に置換されていくと高エコー所見が認められる[6]。

01 イントロダクション
Introduction

図10 腱と靭帯の正常所見（犬）

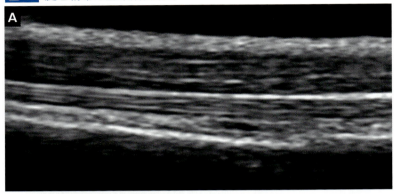
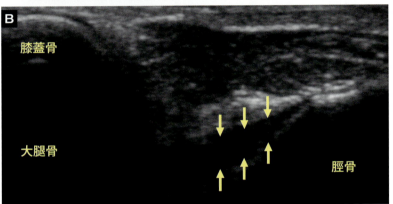

A：総踵骨腱。腱は、長軸方向に線維が規則正しく配列するため、線状の高エコー像が層状に配列したfibrillar patternを示す
B：前十字靭帯。前十字靭帯は、比較的低エコーの帯状構造物として描出される（→）

● 腱および靭帯

　腱は、長軸方向に線維が規則正しく配列するため、長軸像では線状の高エコー像が層状に配列したfibrillar patternを示す（図10A）[4, 6]。短軸では、比較的高エコーに描出される。垂直に超音波ビームが当たっていないときには、低エコーに描出されることがあるので、可能なかぎり腱に対して垂直にプローブを当てるのが重要である。腱鞘で覆われている場合には、薄い低エコーの腱鞘を確認することができる[6]。腱が断裂しているときには、腱の局所肥大、fibrillar patternを示す線維束の開大、腱内の低エコー所見が認められる[6]。

　靭帯も、線維密度の高い膠原線維が長軸状に配列しているためfibrillar patternを示す[6]。靭帯の損傷を評価するためには、関節を伸展および屈曲、外反および内反させながら観察するとよい。前十字靭帯は、比較的低エコーの帯状構造物として描出される（図10B）[6]。靭帯が断裂した際には、靭帯の不整や蛇行が認められる。

図11 関節軟骨の正常所見（犬）

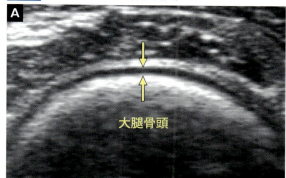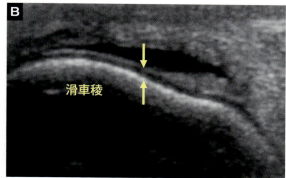

硝子軟骨である関節軟骨は無エコーの黒い層として描出される（→）　A：大腿骨頭、B：膝関節

図12 半月板の正常所見（犬）

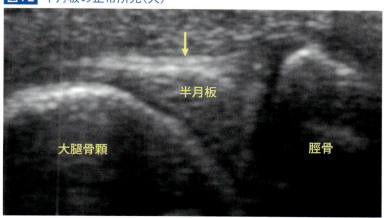

線維軟骨である半月板は異なる方向に走行する膠原線維で構成されているため、高エコーで比較的均一に描出される（→）

● 軟骨

軟骨は、硝子軟骨と線維軟骨で異なる所見を示す。硝子軟骨は、均一な細胞外基質で構成されているため、内部反射がほとんど生じず無エコーの黒い層として描出される（図11）[4, 6]。超音波検査では、この黒い層を測定することで、軟骨の厚さを推定することができる。変形性関節症では、軟骨の磨耗により厚さが薄くなる[6]。

線維軟骨である半月板は、異なる方向に走行する膠原線維で構成されているため、高エコーで比較的均一に描出される（図12）[4]。半月板が損傷している例では、位置の変位や低エコーの線状亀裂を観察することができる[6]。

01 イントロダクション
Introduction

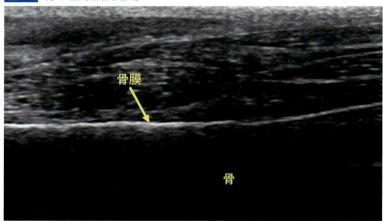

図13 骨の正常所見(犬)

骨は、超音波を通さないため無エコーで黒く描出される。一方で、骨の表面は超音波のほとんどが反射するため、高エコーで線状に描出される

● 骨

　骨は、超音波を通さないため無エコーで黒く描出される[6]。一方で、骨の表面は、超音波のほとんどが反射するため高エコーで線状に描出される（図13）[4, 6]。骨表面の特徴的な隆起は、超音波検査を行う際のランドマーク（目印）になる[6]。骨折があるときには、線状の白く描出される骨膜の線に連続性が認められなくなる。また、関節リウマチや骨腫瘍などの骨破壊を伴う疾患の診断にも超音波検査は有用である。

正常像

02 肩関節
Shoulder Joint

　犬の肩関節疾患は診断に難渋し、確定診断にいたらないことも多い。そのような原因の1つに、二頭筋腱テストや外転試験などといった特殊な触診が必要となる点が挙げられる。また、肩関節疾患は、腱や靭帯といった軟部組織の障害が少なくないため、一部の疾患を除いてはX線検査で診断ができないことが多い。そのような背景から、最近では小動物臨床領域においても肩関節疾患の診断に超音波検査が活用されるようになってきている。超音波検査を行うことで、上腕二頭筋腱、棘上筋腱、棘下筋腱、小円筋腱、内側・外側関節上腕靭帯といった安定化機構のみでなく、関節軟骨の状態も評価することができる。

02 肩関節
Shoulder Joint

超音波検査の主な適応

- ☑ 上腕二頭筋腱鞘滑膜炎
- ☑ 肩関節脱臼・亜脱臼
- ☑ 棘上筋腱症（インピンジメント）
- ☑ 小円筋症
- ☑ 離断性骨軟骨症
- ☑ 肩関節不安定症
- ☑ 棘下筋拘縮

など

肩関節の解剖

　肩関節は、肩甲骨の関節窩と上腕骨頭からなる、球関節（Ball socket joint）である[1]。犬の肩関節の可動域は比較的広いが、周辺の筋肉や腱によって動きが制限されているため、屈曲と伸展の運動を主体とした蝶番関節として働いている[2]。犬の肩関節において、内旋、外旋、内転、外転といった運動は、日常の生活ではあまり認められない。肩関節の内側は、主に肩甲下筋腱と内側関節上腕靱帯によって安定化がなされている（図1）。外側では、主に外側関節上腕靱帯が肩関節の安定性を担っている。その他には、上腕二頭筋、棘上筋、棘下筋、小円筋なども肩関節の安定性に寄与している（図1）。

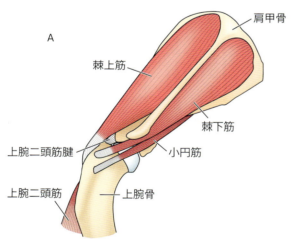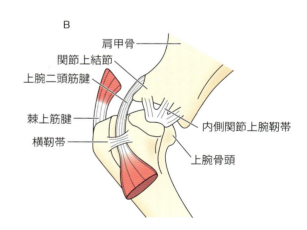

図1　肩関節の解剖
A：外側観、B：内側観

基本的なプローブ操作

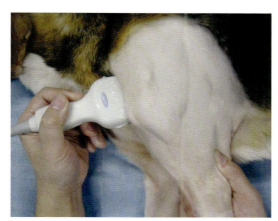

図2　上腕二頭筋腱の評価
肩関節のやや内側に走行する上腕二頭筋腱の直上で長軸方向にプローブを当てる。短軸像を観察する際には、プローブを90°回転させる

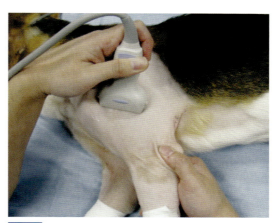

図3　上腕骨頭の評価
肩峰と上腕骨大結節との間で、水平にプローブを当てる。上腕骨頭が描出できたら円を描くようにプローブを動かして関節面をスクリーニングする

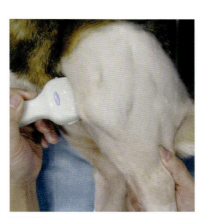

図4　棘上筋腱の評価
肩甲棘の頭側にて長軸方向にプローブを当てると、棘上筋を描出することができる。次いで、遠位方向にプローブを走行させると腱部を観察することができる

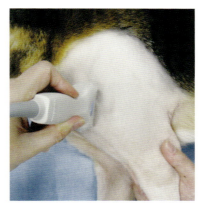

図5　棘下筋腱・小円筋腱の評価
肩甲棘の尾側にて長軸方向にプローブを当てると、棘下筋または小円筋を描出することができる。次いで、遠位方向にプローブを走行させると各々の筋肉の腱部を観察することができる

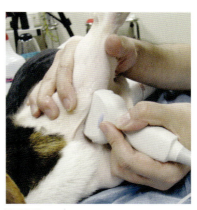

図6　内側関節上腕靱帯の評価
肩関節の内側にて長軸方向にプローブを当てると、内側関節上腕靱帯を描出することができる

02 肩関節
Shoulder Joint

肩関節の正常所見

上腕二頭筋腱：長軸
Tendon of biceps brachii muscle

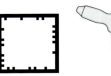
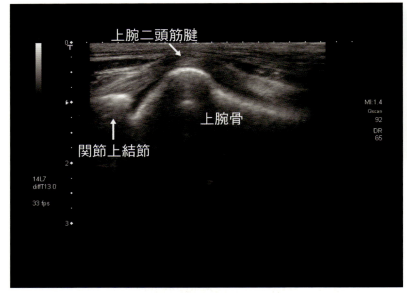
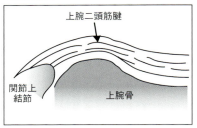

線状の高エコー像が層状に配列したfibrillar patternを示す上腕二頭筋の腱部（→）を描出することができる。また、肩関節を屈伸しながら観察をすると、腱が伸長している様子を動的に確認することができる

上腕二頭筋腱：短軸
Tendon of biceps brachii muscle

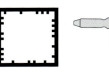
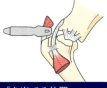
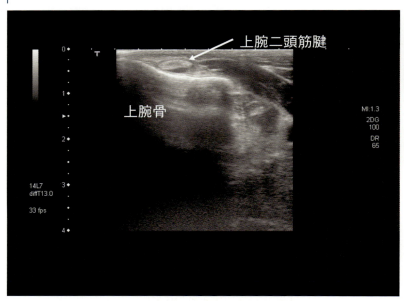
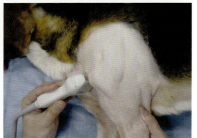
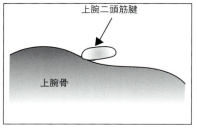

上腕二頭筋腱の長軸像を得てからプローブを90°回転させると、高エコーで楕円形の短軸像（→）を得ることができる

棘上筋
Supraspinatus muscle

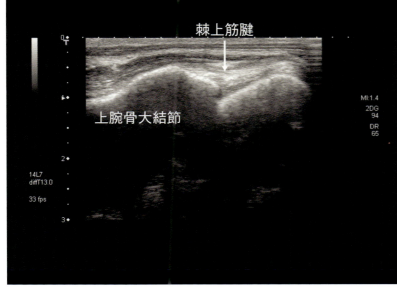
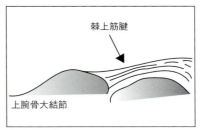

上腕骨大結節に終止する高エコーの棘上筋腱（→）を確認することができる

棘下筋
Infraspinatus muscle

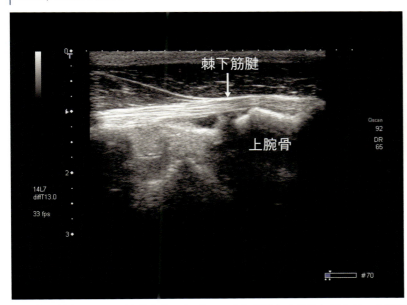
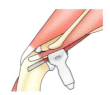
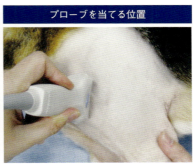
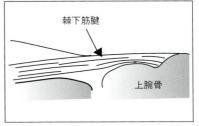

棘下筋を描出してから遠位方向へとプローブを走行させることにより、上腕骨大結節に終止する高エコーの腱部（→）を描出することができる

02 肩関節
Shoulder Joint

小円筋
Teres minor muscle

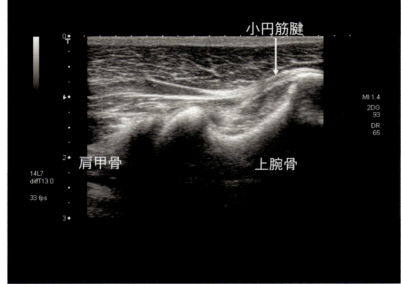
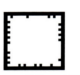
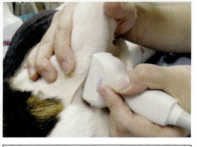

棘下筋腱のやや尾側に、やや細く高エコーの小円筋腱（→）を確認することができる

内側関節上腕靱帯
Medial glenohumeral ligament

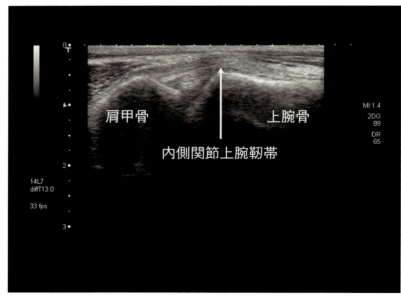
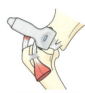
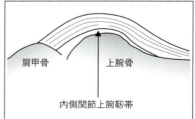

肩関節の内側に、高エコーで描出される内側関節上腕靱帯（→）が認められる

上腕骨頭：正面観
Humeral head：Frontal view

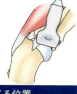
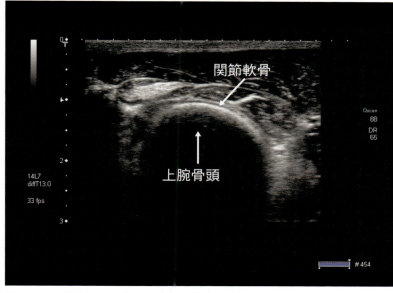
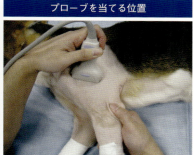

低エコーで描出される丸い上腕骨頭（→）を確認することができる。その表面には黒い帯状の関節軟骨（→）も観察できる

上腕骨頭：尾側面
Humeral head：Caudal surface

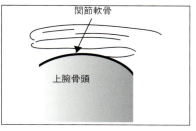
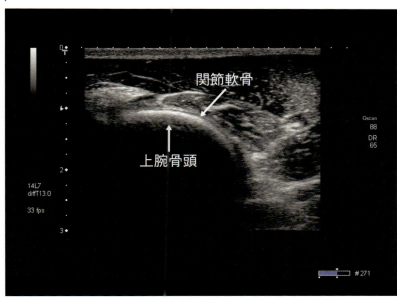
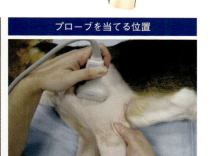
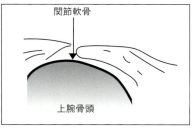

上腕骨頭（→）を描出しながら、プローブを尾側へと円を描くように走行させると、離断性骨軟骨症の好発部位を評価することができる

エコー DE
運動器疾患

Musculoskeletal Ultrasonography in Dogs and Cats

異常像

02

肩関節
Shoulder Joint

上腕二頭筋腱鞘滑膜炎

離断性骨軟骨症

02 肩関節
Shoulder Joint

異常

上腕二頭筋腱鞘滑膜炎

上腕二頭筋腱鞘滑膜炎は、中高齢の犬で片側性の跛行を呈する症例において診断する機会が増えてきている。上腕二頭筋は、肩甲骨の関節上結節からはじまり、尺骨の近位内側に終わる筋肉である（図1）。上腕二頭筋の起始部である腱鞘部は肩関節内を通過しており（図1）、腱鞘の滑膜に炎症が生じると、肩関節の滑膜炎へと発展して跛行の原因となる。

本疾患を疑った症例においては、二頭筋腱テスト（Biceps tendon test）や引き出し試験（drawer test）を行う[3]。これらの検査で異常が認められたときには、本疾患を強く疑う。しかし、これらの検査を行っても、異常を認めないことが少なくないため、本疾患の正確な診断を行うためには、さらなる検査が必要である。

X線検査を行うことにより、腱鞘部の石灰化所見や結節間溝に骨棘が認められることがあるが[4, 5]、このような所見は常には認められない。近年では、本疾患の診断に高周波リニアプローブを用いた超音波検査が導入されはじめており、関節鏡検査（図2）を行う前に、高精度な診断が可能になってきている[1, 4, 5]。

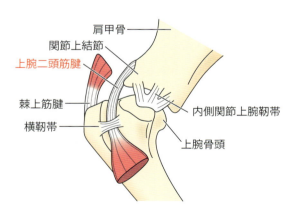

図1 肩関節の解剖（内側観）

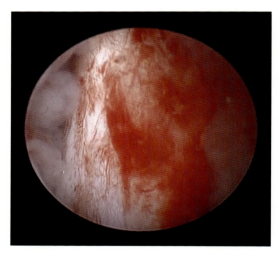

図2 上腕二頭筋腱鞘滑膜炎の関節鏡検査所見

上腕二頭筋腱鞘滑膜炎①
Biceps tendon synovitis

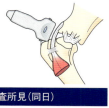

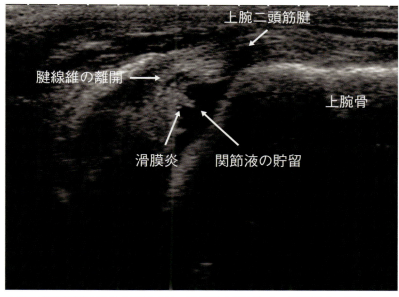

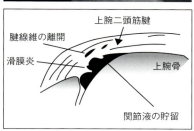

上腕二頭筋腱鞘滑膜炎の症例では、腱線維の離開(→)、滑膜絨毛の増生(→)、関節液の貯留(→)が認められる。これらの所見は、X線検査では確認することができない

上腕二頭筋腱鞘滑膜炎②
Biceps tendon synovitis

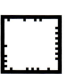

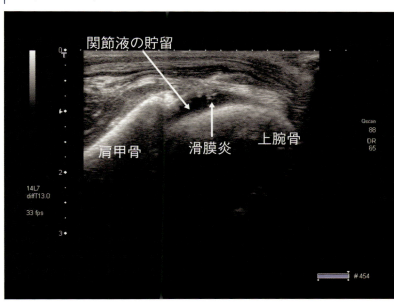

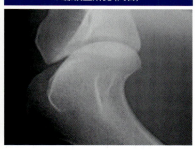

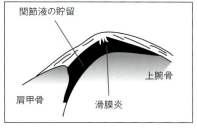

滑膜絨毛の増生を伴う滑膜炎(→)や無エコーで描出される関節液の貯留所見(→)が認められる。これらの所見は、X線検査では検出することができない

02 肩関節
Shoulder Joint

異常

上腕二頭筋腱鞘滑膜炎③
Biceps tendon synovitis

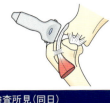
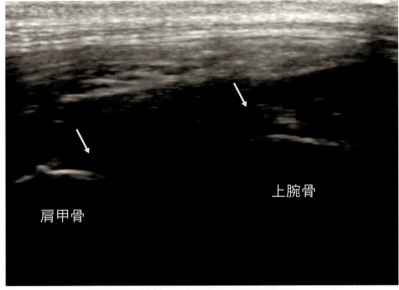
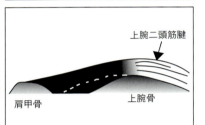

上腕二頭筋腱に無エコーの異常所見が認められる（矢印間）。本所見から、上腕二頭筋腱の変性性変化が疑われた

上腕二頭筋腱鞘滑膜炎④
Biceps tendon synovitis

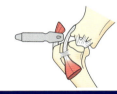
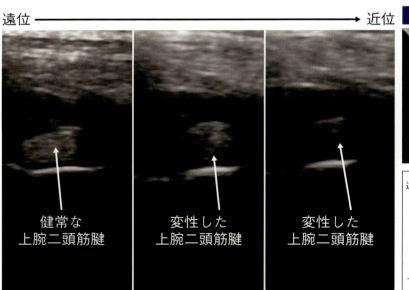
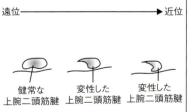

前症例の短軸像。高エコーで描出される腱部に無エコー領域が広がっていく様子が確認できる

上腕二頭筋腱鞘滑膜炎⑤
Biceps tendon synovitis

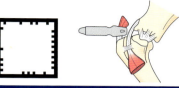
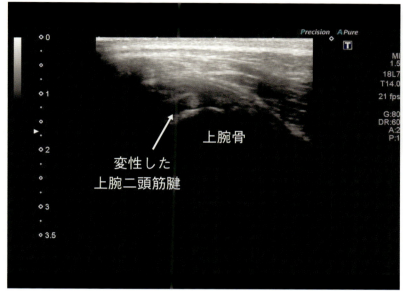
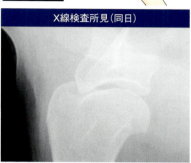
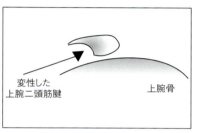

前図と同症例の短軸像。高エコーで描出される健常な腱部から無エコーの変性した腱部(→)への移行が確認できる

上腕二頭筋腱鞘滑膜炎⑥
Biceps tendon synovitis

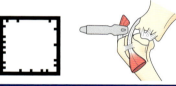
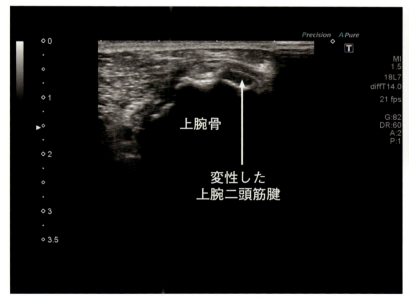
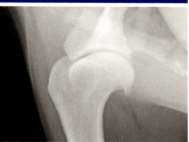
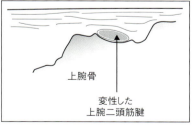

本症例は、患肢のX線検査にて肩関節に変形性関節症が認められた。超音波検査を行ったところ、上腕二頭筋腱の遠位から近位への短軸像にて、無エコーの変性した腱部(→)が確認できた

02 肩関節
Shoulder Joint

異常

離断性骨軟骨症

離断性骨軟骨症（Osteochondritis Dissecans：OCD）は、成長期における軟骨内骨化の異常によって生じる疾患である。本疾患は、成長期の中・大型犬においての発生が多い[5]。犬では、肩関節での発生が最も多く[4]、ほとんどは上腕骨頭の尾側1/3の内側面で生じる[1]。本疾患は、両側性に発生することが多いが、跛行などの症状は片側性に認めることが多い[4, 5]。

本疾患の診断に、画像診断はきわめて有効である。X線検査（図1）やCT検査（図2）でも本疾患の存在を推測することは可能だが、これらの画像診断法では軟骨の状態を把握することができない。近年、軟骨の状態を評価することのできる超音波検査が、OCDの早期診断のために応用されはじめている。OCDの検出感度を各種画像検査間で比較した報告によると、超音波検査のOCDの診断率は60～92％と低くはない[6]。このように、CTが設置されていない施設においては、超音波検査も診断の一助となるであろう。

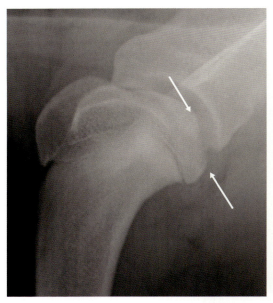

図1 離断性骨軟骨症の症例におけるX線検査所見

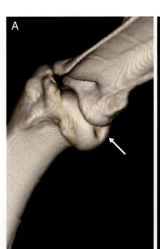 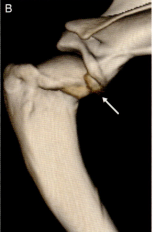

図2 離断性骨軟骨症の症例におけるCT検査所見

離断性骨軟骨症①
Osteochondritis Dissecans (OCD)

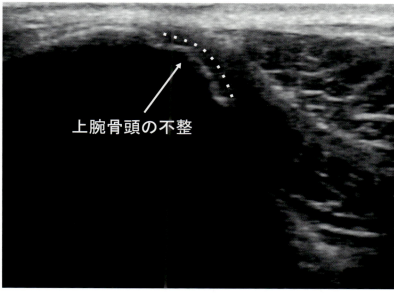
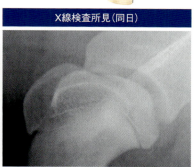

離断性骨軟骨症の症例においては、上腕骨頭の尾側面にて不整像（→）が認められる

離断性骨軟骨症②
Osteochondritis Dissecans (OCD)

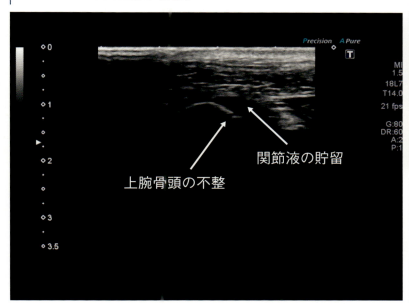
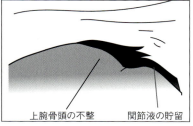

症例によっては、上腕骨頭の不整（→）だけでなく、関節液の貯留所見（→）も認められる

エコー DE
運動器疾患

Musculoskeletal Ultrasonography in Dogs and Cats

正常像

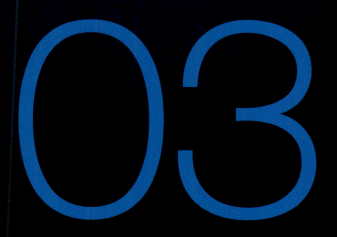

03 肘関節
Elbow Joint

　日常の診療において、肘関節疾患の画像診断としてX線検査が行われている。しかし、肘関節疾患に対する診断感度が低いことから、診断を確定させるために、さらにCT検査やMRI検査といった特殊画像診断が行われている。しかし、これらの検査を実施する際には、一般的に特殊な装置や麻酔が必要となる。そこで、最近になって、肘関節疾患の診断に汎用性の高い超音波検査が応用されはじめている。現在までに、正常な肘関節における超音波検査の描出性や描出方法に関しての報告や[1～3]、腱の断面積の計測とエコー源性の評価を行った報告があり[4]、肘関節形成不全を中心に一部の疾患において臨床応用もなされている[5～7]。

03 肘関節
Elbow Joint

超音波検査の主な適応

- ☑ 内側鉤状突起分離
- ☑ 離断性骨軟骨症
- ☑ 肘関節脱臼・亜脱臼
- ☑ 肘関節形成不全により発生した二次的な変形性関節症
- ☑ 肘突起癒合不全
- ☑ 肘関節の不整合
- ☑ 側副靱帯損傷

など

肘関節の解剖

　肘関節は、上腕骨、橈骨、尺骨の3つの骨から構成されており、腕橈関節、腕尺関節、近位橈尺関節からなる複関節である（図1）。犬や猫の肘関節は、屈曲と伸展の動きを主体とする典型的な蝶番関節である[8]。肘関節の運動で最も重要な役割をなしているのは腕尺関節で、比較的発達した内側鉤状突起および肘突起からなる滑車切痕と上腕骨顆で形成されている。近位橈尺関節は、車軸関節として回内と回外の動きに貢献している[8]。肘関節は、外側と内側にある側副靱帯によって支持されている[8]（図1）。さらに、橈骨頭を囲むように輪状靱帯が存在し（図1）、橈骨と尺骨の安定化機構として橈骨頭の脱臼を防いでいる。肘関節の運動や安定化にとって臨床上重要な筋肉には、上腕三頭筋、肘筋、上腕筋、上腕二頭筋が挙げられる[9]（図1）。

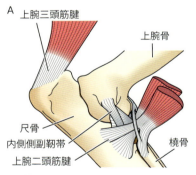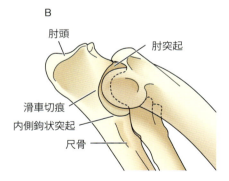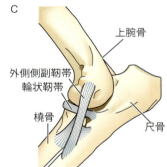

図1　肘関節の解剖
A：内側観、B：内側観（屈曲）、C：外側観

基本的なプローブ操作

【内側面からの評価】

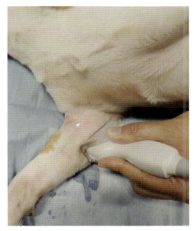

図2 内側鉤状突起の評価
上腕骨顆の遠位で、尺骨に対して長軸方向にプローブを当てると、内側鉤状突起を描出することができる

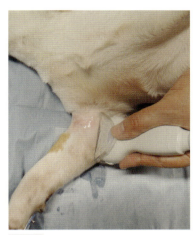

図3 内側側副靭帯の評価
上腕骨内側上顆から橈骨および尺骨に向かって走行する内側側副靭帯の直上にプローブを当てると、靭帯の走行と構造を評価することができる

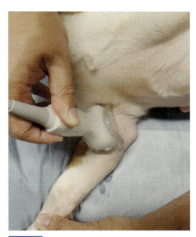

図4 上腕二頭筋腱の評価
肘関節の遠位において、上腕骨に平行となるようにプローブを当てると、尺骨に付着する上腕二頭筋腱を描出することができる

【外側面からの評価】

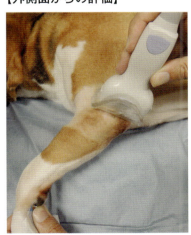

図5 肘突起の評価
上腕骨外側上顆と肘頭を結ぶ線上にプローブを当てると、肘突起の尾側面を描出することができる

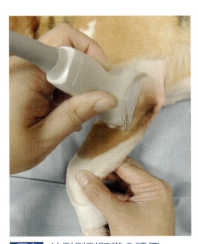

図6 外側側副靭帯の評価
上腕骨外側上顆から橈骨および尺骨に向かって走行する外側側副靭帯の直上にプローブを当てると、靭帯の走行と構造を評価することができる

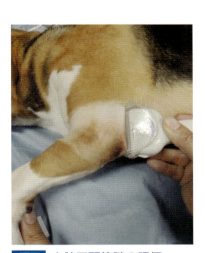

図7 上腕三頭筋腱の評価
肘関節の遠位において、上腕骨に平行となるように長軸方向に向かってプローブを当てると、肘頭に付着する上腕三頭筋腱を描出することができる

03 肘関節
Elbow Joint

肘関節の正常所見

内側鉤状突起①
Medial coronoid process

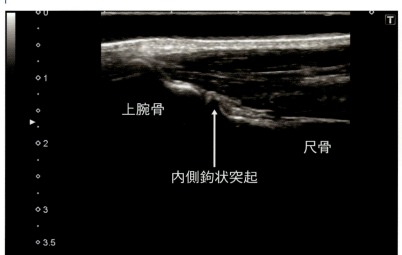
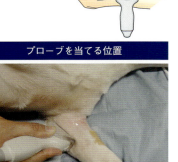
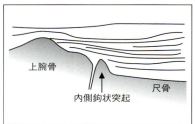

滑車切痕の直上で尺骨に対して長軸方向にプローブを当てると、上腕骨の遠位に内側鉤状突起（→）を描出することができる

内側鉤状突起②
Medial coronoid process

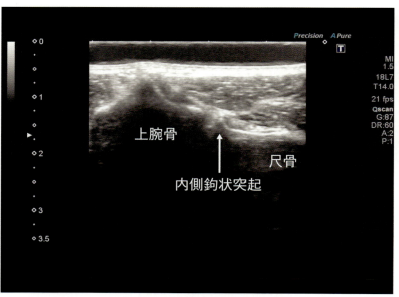
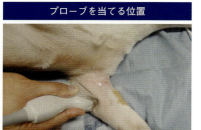
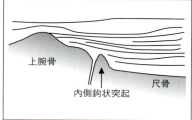

肘関節の遠位に突起状の形態をした内側鉤状突起（→）を描出することができる。肘関節を動かすことにより、内側鉤状突起の安定性を動的に評価することも可能である

内側側副靭帯
Medial collateral ligament

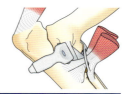

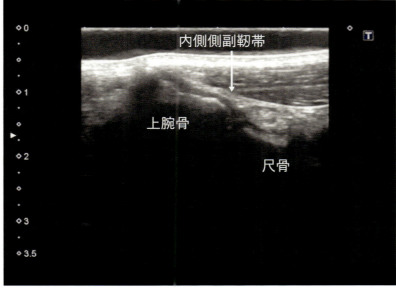

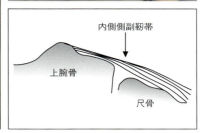

上腕骨内側上顆から起始して、尺骨に終止する高エコーの内側側副靭帯（→）を確認することができる

上腕二頭筋腱の終止部
Insertion of biceps brachii muscle

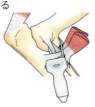

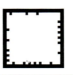

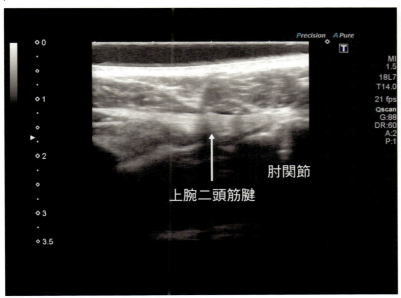

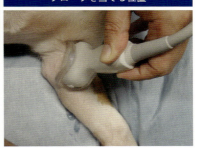

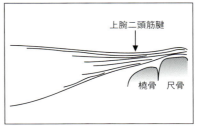

高エコーで描出される上腕二頭筋腱（→）が、尺骨に終止している様子を確認することができる

03 肘関節
Elbow Joint

正常

肘突起
Anconeal process

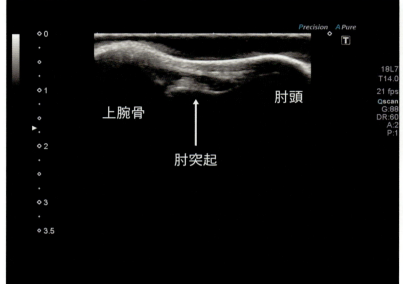
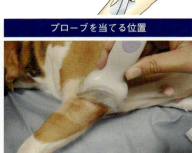
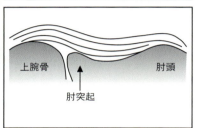

肘突起の全体像を描出することはできないが、肘突起の尾側縁（→）を評価することができる

外側側副靭帯
Lateral collateral ligament

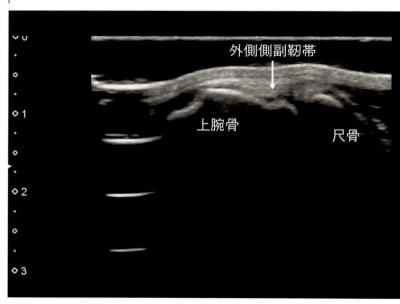
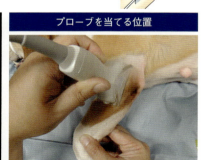
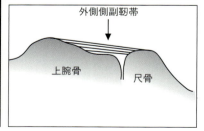

上腕骨外側上顆から起始して、尺骨に終止する高エコーの外側側副靭帯（→）を確認することができる

上腕三頭筋腱①
Tendon of triceps brachii muscle

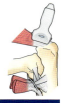
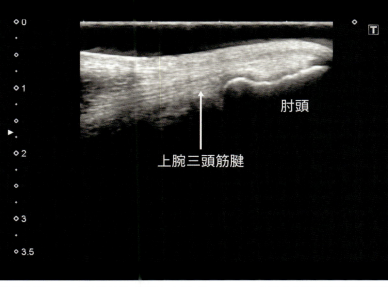
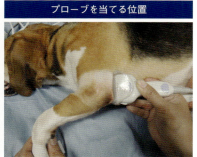

線状の高エコー像が層状に配列したfibrillar patternを示す上腕三頭筋の腱部（→）が肘頭に終止する様子を確認することができる

上腕三頭筋腱②
Tendon of triceps brachii muscle

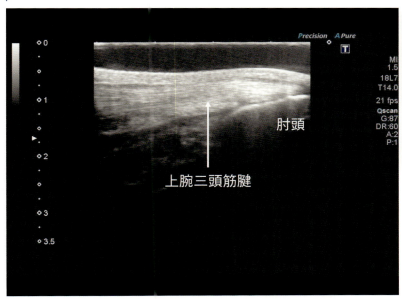
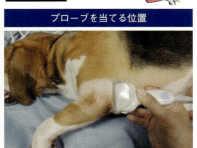
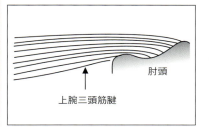
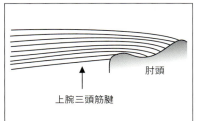

肘関節を屈伸させながら観察をすると、上腕三頭筋腱（→）が伸長している様子を動的に評価することができる

エコー DE
運動器疾患

Musculoskeletal Ultrasonography in Dogs and Cats

異常像

03
肘関節
Elbow Joint

肘関節形成不全

03 肘関節
Elbow Joint

肘関節形成不全

肘関節形成不全は、犬の肘関節に生じる多遺伝子性疾患で、加齢とともに変形性関節症へと発展する疾患群である[9, 10]。肘関節形成不全は大型犬での発生が多いが、最近では小型犬においても発生が報告されている[11]。肘関節形成不全には、尺骨の内側鉤状突起の異常、肘突起癒合不全、上腕骨内側顆の離断性骨軟骨症、肘関節の不整合といった病態が含まれる（図1）[9, 10]。

肘関節形成不全の診断は、起立位での姿勢の観察、歩行検査、触診、整形外科的検査、画像診断といった順で系統立てて行っていく。触診や整形外科的検査において肘関節形成不全を疑う所見が得られたときには、肘関節のX線検査を行うのが一般的である。しかし、X線検査のみで本疾患を確定することは困難なことが多い。そのため、本疾患を診断するために、CT検査や一部の施設ではMRI検査が実施されている。しかし、これらの検査を実施する際には、特殊な装置や麻酔が必要となる。そこで、最近になって、肘関節疾患の診断に汎用性の高い超音波検査が応用されはじめている。

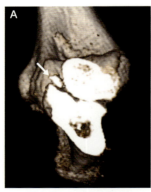 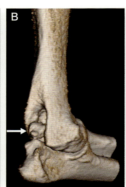 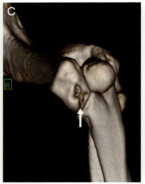 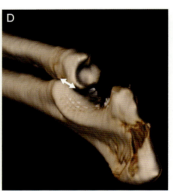

図1 肘関節形成不全の病態（CT検査所見）

A：内側鉤状突起分離、B：肘突起癒合不全、C：上腕骨内側顆の離断性骨軟骨症、D：肘関節の不整合

現在までに、正常犬の肘関節における超音波検査の描出性と描出方法を検討した報告は4報ある[1~4]。Knoxらは、過去に報告された牛と馬の肘関節における超音波検査の描出性をもとに、正常犬の死体の肘関節を用いて解剖学的に特徴のある構造物の描出方法を検討している[1]。犬の死体またはプラスティネーション検体と超音波検査所見を比較することによって、正常像の描出方法を検討した論文も2つ報告されており[2, 3]、多くの写真を掲載しているため正常所見を把握するのにたいへん参考になる。また、正常犬の肘関節周囲における腱の断面積とエコー源性を計測した報告もある[4]。

筆者らが、正常な犬の肘関節における各構造物の描出性について、X線検査、CT検査、超音波検査を比較したところ、内側側副靱帯、外側側副靱帯、上腕三頭筋腱、上腕二頭筋腱といった肘関節周囲の安定化機構の評価には超音波検査が最も優れていた。また、超音波検査のみで、関節軟骨の観察や動的な観察が可能であった。一方で、骨の評価はX線検査やCT検査のほうが優れていたが、超音波検査においても内側鉤状突起や肘突起といった肘関節形成不全の診断に重要な部位を描出することが可能であった。

各画像診断ツールにおける肘関節のスクリーニングに要する時間は、無麻酔での超音波検査が10.1±2.8分、麻酔下での超音波検査が9.5±2.3分、CT検査が7.4±0.1分、X線検査が0.9±0.1分であった（図2）。超音波検査における検査時間は、CT検査の撮影から評価までに要した時間と有意な差は認められなかった。また、麻酔の有無で超音波検査に要する時間に有意な差がなく、各所見の描出性も同じであったことから、麻酔をかけずに肘関節の超音波検査が実施可能であることが明らかになった。このように、超音波検査は、犬の肘関節疾患の新たな画像診断ツールとして臨床現場で十分に活用することができる。

肘関節疾患における超音波検査の有効性を示した論文もいくつか報告されている。超音波検査においても、内側鉤状突起分離（FMCP）の症例では、内側鉤状突起の不整像や分離骨片を確認することができる[5]。Seyrek-Intasらは、肘関節形成不全の臨床徴候があり、X線検査で内側鉤状突起分離が疑われた犬102頭および112肘関節において超音波検査を実施したところ、正診率が77％で診断感度が80％であったと報告している[7]。その他には、肘突起癒合不全（UAP）の症例においても、矢状断と横断像で評価が可能であり、超音波検査の有効性が示されている[5]。さらに、関節液の貯留や骨増殖体の形成といった変形性関節症に伴う所見も超音波検査で描出することができる。一方で、離断性骨軟骨症（OCD）と肘関節の関節面の整合性は、超音波検査で評価することができないので[5, 6]、これらの疾患の診断を行う際には他の画像診断ツールを選択したほうがよい。

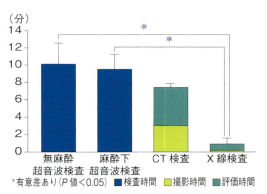

図2 各画像診断ツールにおいて、肘関節のスクリーニングに要した時間

03 肘関節
Elbow Joint

異常

内側鉤状突起分離①
Fragmented medial coronoid process (FMCP)

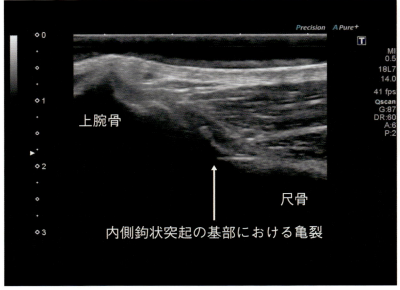
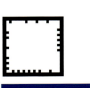
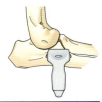
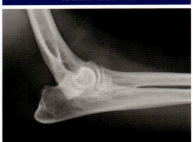
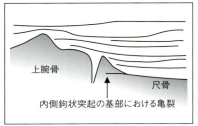

内側鉤状突起の基部に亀裂（→）が認められる。このような所見は、X線検査では評価することができない

内側鉤状突起分離②
Fragmented medial coronoid process (FMCP)

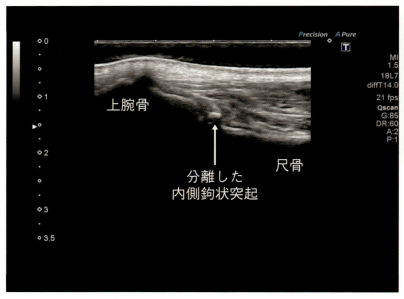
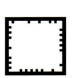
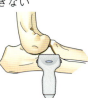
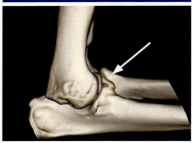
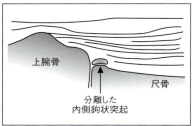

CT検査で描出されている分離骨片（→）が、超音波検査においても明瞭に観察することができる。肘関節を動かすことで、関節内での分離骨片の位置を把握することも可能である

肘突起癒合不全①
Ununited anconeal process (UAP)

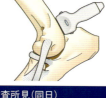

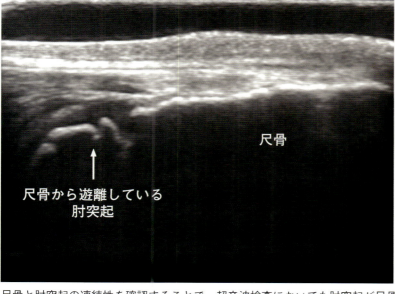

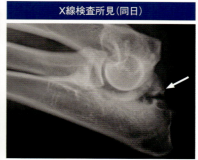

X線検査所見（同日）

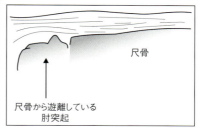

尺骨と肘突起の連続性を確認することで、超音波検査においても肘突起が尺骨に癒合していない状態（→）を把握することができる

肘突起癒合不全②
Ununited anconeal process (UAP)

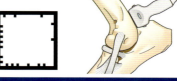

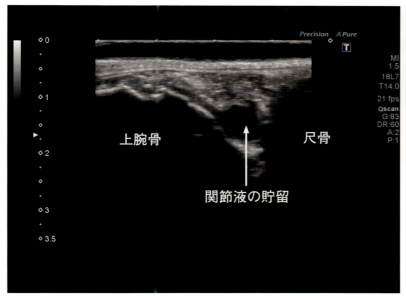

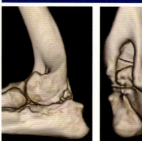

CT検査所見（同日）

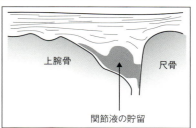

肘関節形成不全の症例では、肘関節内に無エコーで描出される関節液の貯留所見（→）が認められることがある

異常

03 肘関節
Elbow Joint

異常

肘関節形成不全：変形性関節症①
Elbow dysplasia：Osteoarthritis（OA）

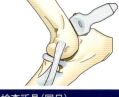
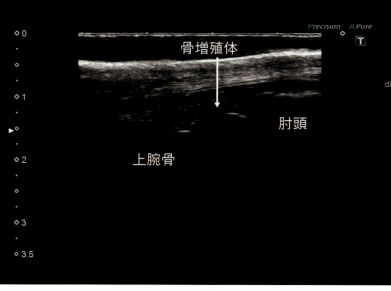
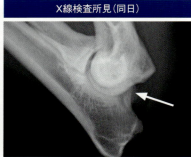
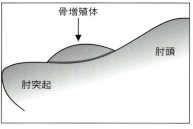

X線検査で認められる肘突起背側面の骨増殖体（→）は、超音波検査においても明瞭に描出することができる

肘関節形成不全：変形性関節症②
Elbow dysplasia：Osteoarthritis（OA）

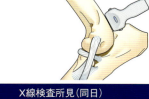
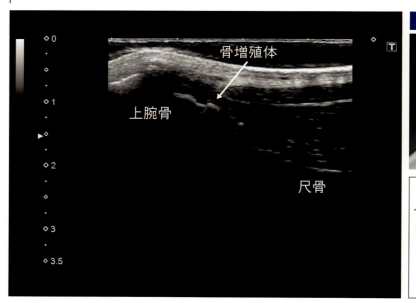
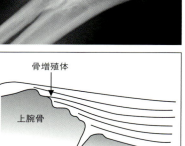

本症例では、X線検査で確認することができなかった上腕骨遠位部の変形（→）が、超音波検査では明瞭に観察することができた

肘関節形成不全：変形性関節症③
Elbow dysplasia：Osteoarthritis（OA）

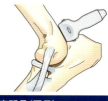

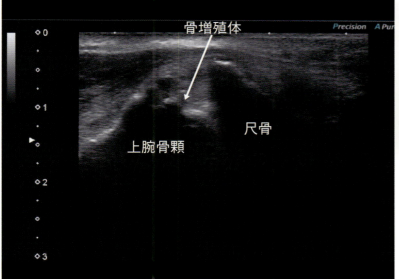

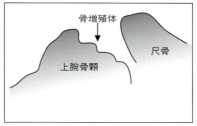

X線検査において明らかに骨増殖体を確認することができる場合には、超音波検査でも確実に骨増殖体（→）を描出することができる

肘関節形成不全：変形性関節症④
Elbow dysplasia：Osteoarthritis（OA）

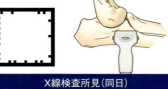

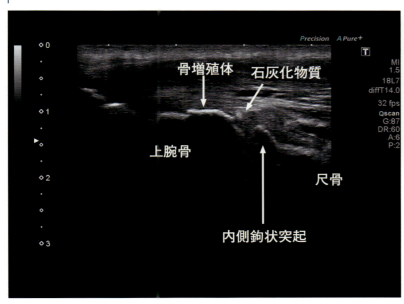

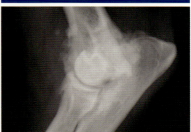

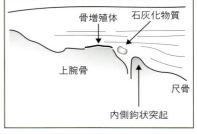

内側鉤状突起分離に続発する変形性関節症の症例では、上腕骨の表層に骨増殖体（→）が認められたり、関節内に石灰化した物質（→）が確認できたりすることがある

エコー **DE**
運動器疾患

Musculoskeletal Ultrasonography in Dogs and Cats

正常像

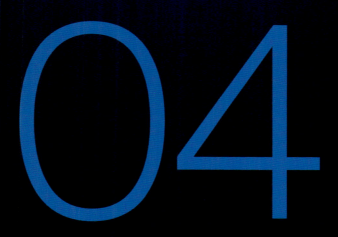

04 手根関節
Carpal Joint

　犬や猫の手根関節の疾患としては、骨折、脱臼・亜脱臼、内側側副靭帯損傷、免疫介在性関節炎の発生が多い。手根関節は、多くの骨で複雑に構成され、多数の靭帯や腱が走行している。そのため、一部の骨折や変位の少ない亜脱臼は、X線検査での評価が困難なことがある。超音波検査は、骨表面の連続性が評価でき、靭帯の描出が可能で、関節を可動させながら検査を行うことができることから、手根関節の骨折や亜脱臼の診断にも応用されはじめている。医学領域においては、免疫介在性関節炎の1つである関節リウマチの診断や治療経過の評価に超音波検査が活用されている。犬や猫でも免疫介在性関節炎の診療を行う機会が少なくないことから、この領域への超音波検査の導入が期待される。

04 手根関節
Carpal Joint

超音波検査の主な適応

- ☑ 手根関節脱臼・亜脱臼
- ☑ 中手骨骨折
- ☑ 内側側副靭帯損傷
- ☑ 関節リウマチを含む免疫介在性関節炎
- ☑ 手根骨骨折
- ☑ 指骨骨折
- ☑ 外側側副靭帯損傷
- ☑ 変形性関節症

など

手根関節の解剖

手根関節は、前腕手根関節、手根中央関節、手根間関節、手根中手関節から構成されている複関節で、主に屈曲と伸展の動きをする蝶番関節である（図1）[1]。これらのなかで最も可動性のある関節は、前腕手根関節である[1]。手根中央関節は、手根骨の近位列（尺側手根骨、中間橈側手根骨）と遠位列（第1～4手根骨）からなる関節で[1]、可動範囲は狭く限られている。副手根骨の関節も手根中央関節に含まれる[1]。手根中手関節は、手根骨の遠位列と中手骨からなる関節で、この関節も動きが制限されている。手根関節の側面には、内側側副靭帯と外側側副靭帯があり、外反と内反の動きを制御している。これらの関節は、全体的に関節包や支帯によって補強されている。中手骨の遠位には、基節骨、中節骨、末節骨からなる指骨がある。手根関節から肢端にかけての背側面には指伸筋腱、掌側面には指屈筋腱、そして多くの血管や神経が走行している[1]。

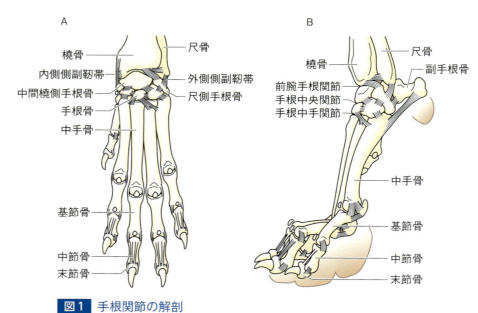

図1 手根関節の解剖
A：背側観、B：外側観

基本的なプローブ操作

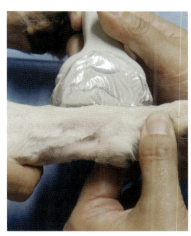

図2 背側面のスクリーニング：長軸
手根関節の背側面で、中手骨に対して長軸方向にプローブを当てると、前腕骨、手根骨、中手骨からなる手根関節の背側面をスクリーニングすることができる

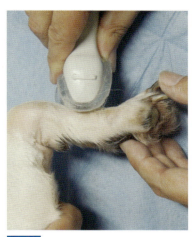

図3 背側面のスクリーニング：短軸
手根関節の背側面で、中手骨に対して短軸方向にプローブを当てると、手根骨や中手骨の構成を横断的に評価することができる

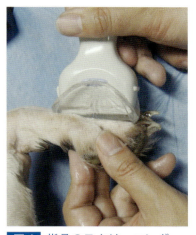

図4 指骨のスクリーニング
指を伸展させてから、指骨列の長軸に向かってプローブを当てると、指骨の表面や指節間関節をスクリーニングすることができる

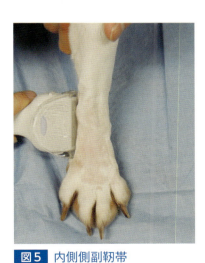

図5 内側側副靱帯
手根関節の内側面で、長軸方向にプローブを当てると、内側側副靱帯を描出することができる

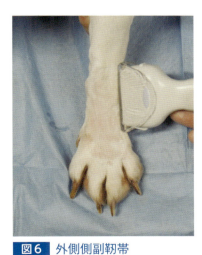

図6 外側側副靱帯
手根関節の外側面で、長軸方向にプローブを当てると、外側側副靱帯を観察することができる

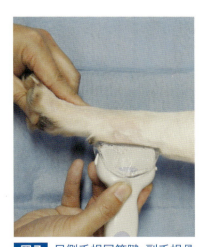

図7 尺側手根屈筋腱・副手根骨
手根関節の掌側面にて、最も緊張している腱の上で長軸方向にプローブを当てると、尺側手根屈筋腱と副手根骨を確認することができる

04 手根関節
Carpal Joint

手根関節の正常所見

手根関節：全体像①
Carpal joint

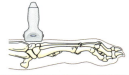

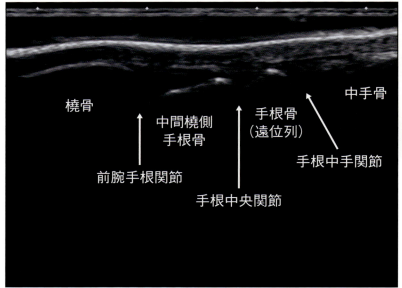

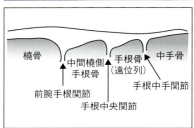

手根関節の背側面でプローブを長軸方向に当てると、手根関節を構成する各骨と、前腕手根関節（→）、手根中央関節（→）、手根中手関節（→）を描出することができる

手根関節：全体像②
Carpal joint

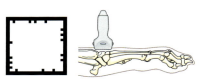

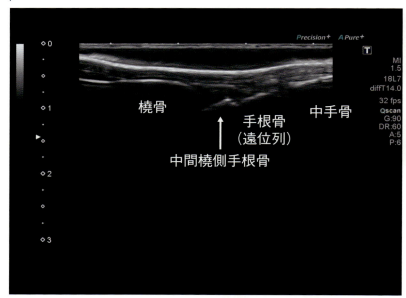

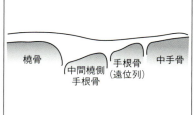

プローブを遠位に向かって走行させると、手根関節の全体像をスクリーニングすることができる

手根関節:屈伸動作
Carpal joint

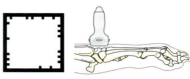

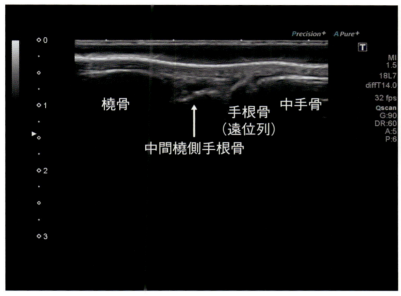

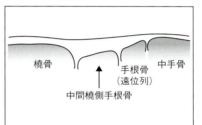

手根関節を屈伸させると、各々の関節の動きをリアルタイムに観察することができる

手根中手関節
Carpometacarpal joint

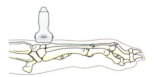

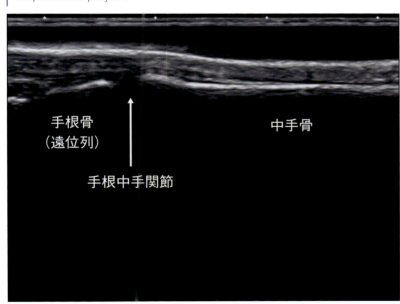

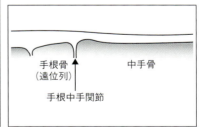

手根骨(遠位列)と中手骨で構成される手根中手関節(→)の構造を観察することができる

04 手根関節
Carpal Joint

中手骨：長軸
Metacarpal bone

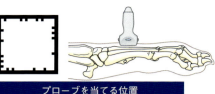
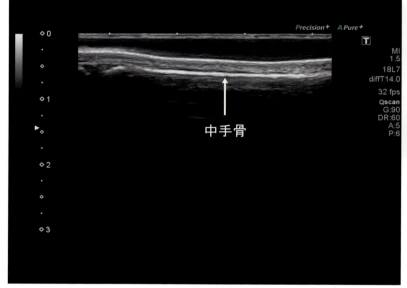
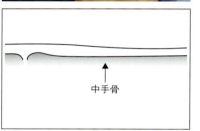

中手骨の直上で、プローブを遠位に向かって走行させると、中手骨（→）の表面をスクリーニングすることができる

中手骨：短軸
Metacarpal bone

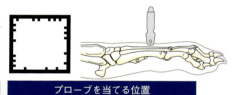
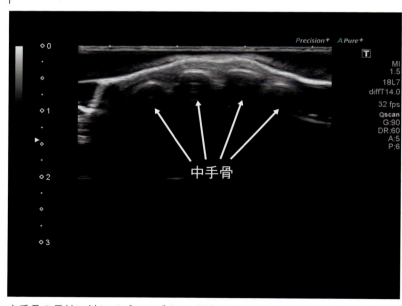
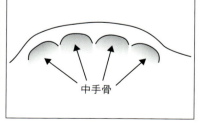

中手骨の長軸に対してプローブを90°回転させて滑走させると、4本の中手骨（→）を同時に評価することができる

内側側副靭帯
Medial collateral ligament

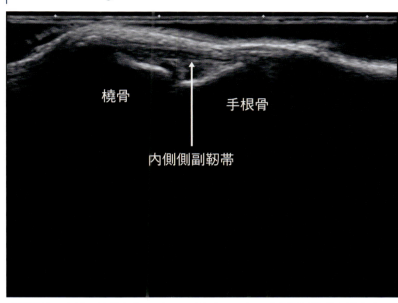
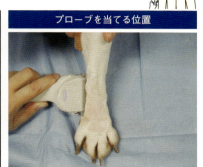
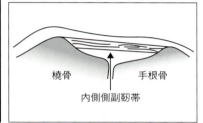

手根関節の内側で長軸方向にプローブを当てると、内側側副靭帯を描出することができる

外側側副靭帯
Lateral collateral ligament

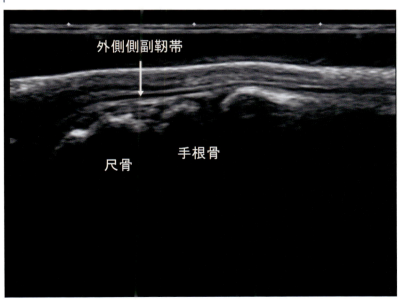
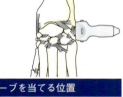
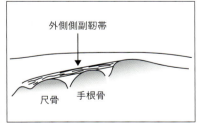

手根関節の外側で長軸方向にプローブを当てると、外側側副靭帯を描出することができる

04 手根関節
Carpal Joint

尺側手根屈筋腱
Tendon of flexor carpi ulnaris muscle

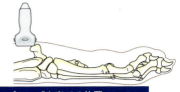

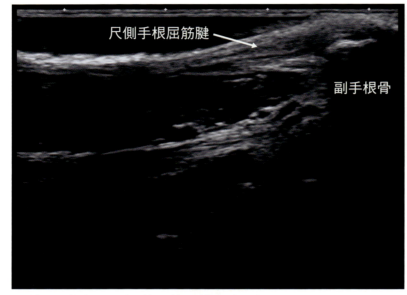

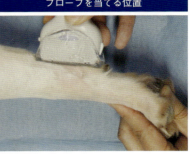

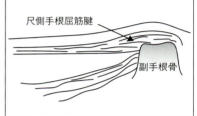

副手根骨に終止する尺側手根屈筋の腱部（→）を確認することができる

指骨
Digital phalanges

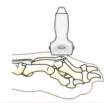

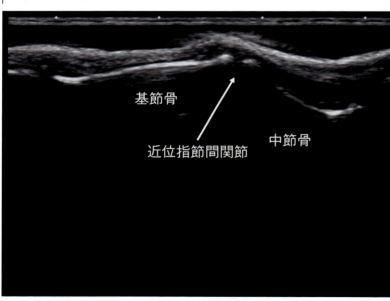

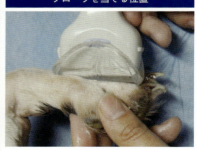

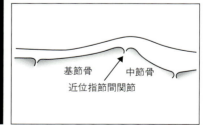

中手骨の遠位部に、基節骨、中節骨、末節骨を確認することができる。また、近位指節間関節（→）と遠位指節間関節も観察することができる

異常像

04

手根関節

Carpal Joint

関節リウマチ
変形性関節症

04 手根関節
Carpal Joint

異常

関節リウマチ

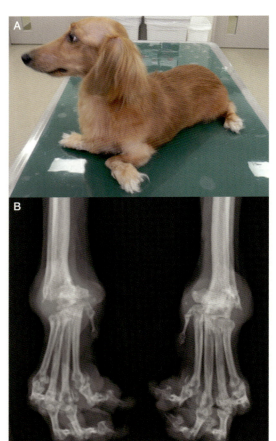

図1 関節リウマチの症例の外貌(A)とX線検査所見(B)

　関節リウマチ（Rheumatoid arthritis）とは、「複数の関節で発生する慢性進行性・非感染性・びらん性関節炎で、左右対称性にびらん性の関節破壊が認められる関節炎」と定義されている[2, 3]。その発生原因は不明だが、遺伝要因や環境要因の関与が指摘されている[4]。関節リウマチの抗原はIgGやIgMといった自己の免疫グロブリンであり[2]、これらに対する免疫複合体をリウマチ因子（RF）という。関節リウマチに罹患すると、これらの免疫複合体が滑膜に沈着し、滑膜細胞の増殖や絨毛性肥厚が生じ、様々なサイトカインを放出する[2, 3]。次いで、軟骨表面にパンヌスを形成し、軟骨と軟骨下骨の破壊が生じる[2, 3]。さらに、関節の腫脹や側副靱帯の断裂が生じ、最終的に関節が不安定となりその機能が失われる[2, 3]。犬では、手根関節、指節間関節、足根関節での発生が多い[2, 3]。

　関節リウマチは、慢性化すると罹患関節が亜脱臼または脱臼し、重度の肢の変形が生じる（**図1A**）。日常の診察では、前述した関節の破壊が認められてから来院することも少なくない。犬の関節リウマチの画像診断は主にX線検査が行われており、関節の腫脹、軟骨下骨の破壊、骨の透過性の亢進および虫食い像、関節の変形といった所見が認められる（**図1B**）[2, 3]。近年、医学領域では、関節リウマチの画像診断に超音波検査が導入されており、診察室でリアルタイムに病態の評価が行われるようになってきている。日本リウマチ学会によって「関節エコー撮像法ガイドライン」が策定され[5]、超音波検査手技の標準化が図られている。関節リウマチの症例で超音波検査を行うと、関節包の肥厚、関節液の貯留、関節のびらん、パンヌスの侵入といった初期の病態が評価できる[5, 6]。とくに、滑膜炎の検査感度がきわめて高く、X線検査よりも関節のびらんの検出率が高い[5]。また、ドプラ画像で滑膜の血流を観察することにより、本疾患の活動性も評価することができる[5, 6]。これは、治療が奏功しているか否かの判定に有効であり、犬や猫の診療にも応用可能である。

関節リウマチ①
Rheumatoid arthritis

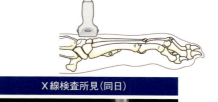
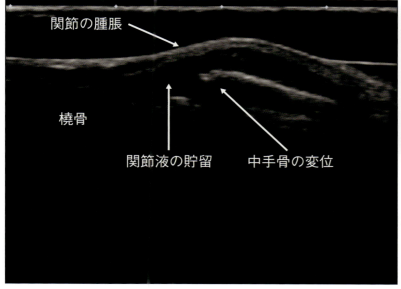
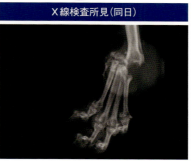
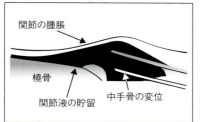

関節リウマチの症例では、関節の腫脹（→）、関節液の貯留（→）、手根骨や中手骨の破壊や変位（→）が認められる

関節リウマチ②
Rheumatoid Arthritis

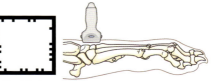
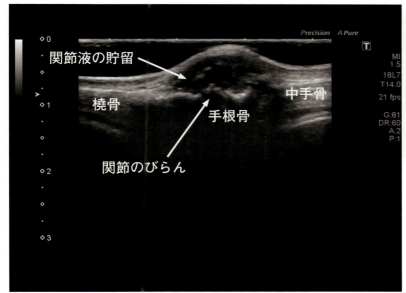
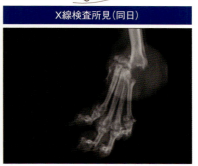
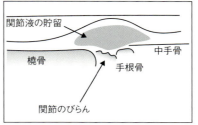

関節液の貯留（→）、手根関節のびらん（→）、中手骨の変位の程度を動的に確認することができる

04 手根関節
Carpal Joint

異常

関節リウマチ③
Rheumatoid arthritis

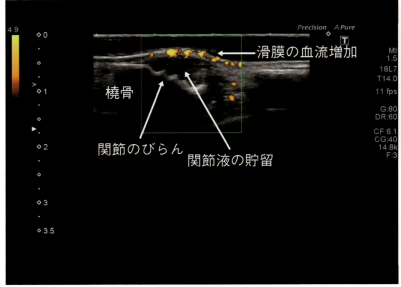
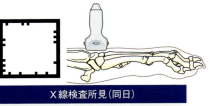
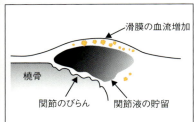

治療のコントロールが良好でない症例では、滑膜の血流が増加している所見（→）が認められる。このような所見は、治療効果の判定にも有用である

関節リウマチ④
Rheumatoid arthritis

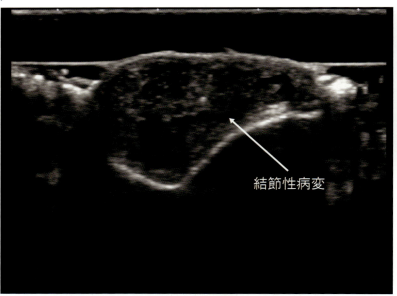
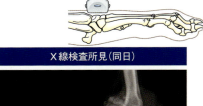
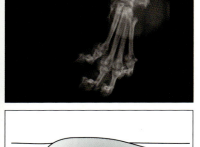
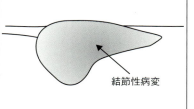

罹患関節の周囲に結節性病変（→）が認められることがある

関節リウマチ⑤
Rheumatoid Arthritis

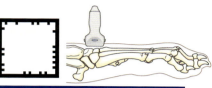
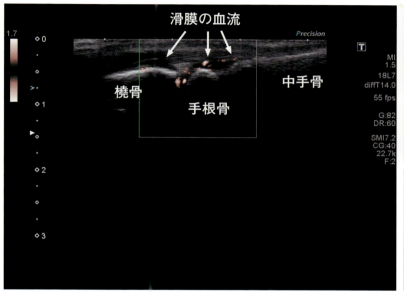
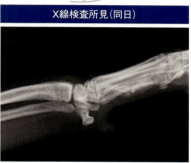
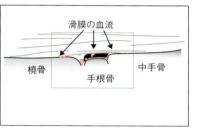

X線検査所見（同日）

低流量の血流が確認できるSuperb Micro-vascular Imaging（SMI）で関節内の血流を確認しているところ。本症例は未治療のため、活動的な滑膜炎を示す滑膜の血流（→）が認められる

関節リウマチ⑥
Rheumatoid Arthritis

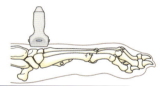
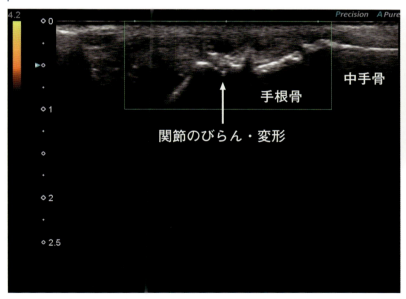
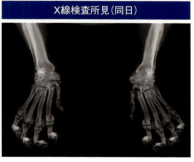
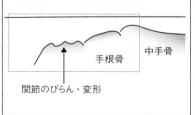

X線検査所見（同日）

炎症がコントロールできている症例では、手根関節のびらんや変形（→）は認められるが、滑膜の血流は認められない

04 手根関節
Carpal Joint

異常

変形性関節症

　変形性関節症とは、「関節軟骨の変性と破壊、軟骨と骨の増生、そして2次性滑膜炎を伴う、進行性かつ非感染性の関節疾患」と定義されている。日本では、高齢の犬や猫で変形性関節症に罹患している症例は決して少なくない。前肢は後肢よりも変形性関節症の罹患率が高く、犬では手根関節での発生が最も多い傾向にある（図1、2）。変形性関節症が生じている関節では、骨棘の形成、腱および靭帯付着部の骨増殖体の増生、軟骨下骨の硬化症、関節内の石灰化、軟骨下嚢胞といった異常所見が認められる（図1、2）。しかし、このような骨の異常所見は変形性関節症がかなり進行してから認められ、従来のX線検査では関節軟骨や関節包に生じる初期の病変は評価することができない。そのような場合、超音波検査を行うことにより、関節液の貯留、関節軟骨の菲薄化、滑膜の増生などといった初期病変を評価することができる。手根関節や指は、多くの骨で複雑に構成されているため、X線検査で評価しようとすると、それらが重なり評価が困難なことがよくある。超音波検査を行えば、骨表面や関節の構造を1つずつスクリーニングすることができるため、このような部位を評価する際の一助となるであろう。

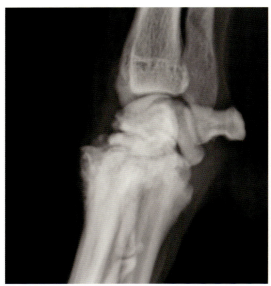

図1　高齢犬の手根関節に生じた1次性の変形性関節症：X線検査所見

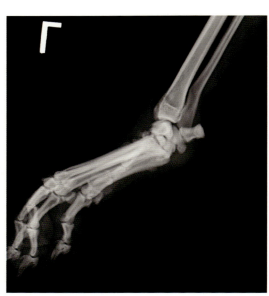

図2　手根中央関節亜脱臼に続発して生じた2次性の変形性関節症：X線検査所見

変形性関節症①
Osteoarthritis (OA)

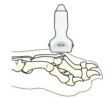

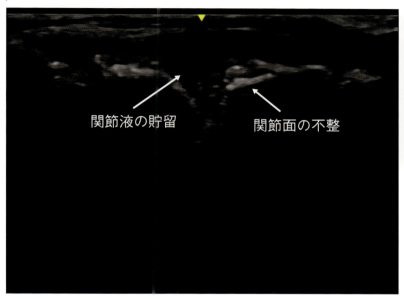

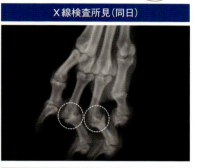

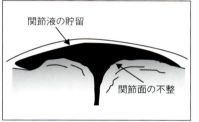

関節液の貯留（→）や関節面の不整（→）が認められる。このような小関節ではX線検査よりも詳細に評価することができる

変形性関節症②
Osteoarthritis (OA)

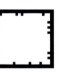

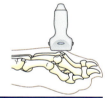

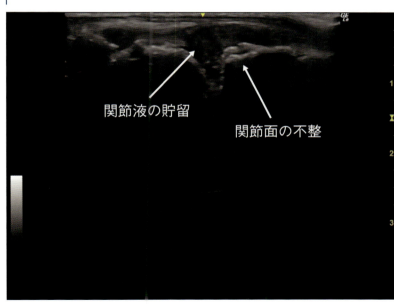

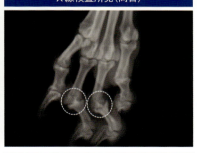

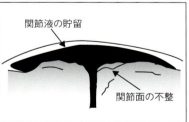

指節間関節の病変を動的に評価することもできる。関節液の貯留（→）や関節面の不整（→）が認められる

コラム
Column

超音波組織弾性イメージングを用いた筋肉や腱の質の評価

　超音波検査は、筋肉や腱の質を評価できることも特徴の1つである。超音波組織弾性イメージング技術であるエラストグラフィー（elastgraphy）を使用することにより、筋肉の硬結や腱の弾性の程度を評価できることから、運動器疾患の診断および治療方針の決定に新たな革命をもたらしている。

　現在、エラストグラフィーには2つの方法が存在する。従来から、一定の圧を加えたときに生じる歪みの大きさを測定するStrain elastgraphyが行われてきた。本手法が登場することにより、筋肉や腱の硬さを画像として視認できるようになった（図1）。しかし、この手法は、プローブで対象となる部位に圧をかけながら測定するため技術的なコツが必要である。また、客観的な評価ができないという大きな欠点があった。最近になって、剪断波（Shear wave）の伝播特性のちがいを利用して、組織の硬さを評価するShear wave elastgraphyという新たな手法が導入された（図2）[1]。Shear wave elastgraphyは、プローブを静止させた状態でかつ組織を圧迫することなく評価を行うことができるため、簡便に再現性の高い測定ができるようになった。また、Shear wave elastgraphyは、筋肉や腱の弾性率をkPaなどといった客観的な数値として計測できることが最大の特徴である。一般的に、筋肉や腱が硬結していると高値を示す。同じ筋肉であっても、緊張を加えると高値になり（図3A）、弛緩させると低値になる（図3B）。今後は、獣医学領域においても、筋疾患の診断、筋肉の硬結の程度の把握、腱の損傷および治癒過程の評価、リハビリテーションの効果判定などへの活用が期待される。

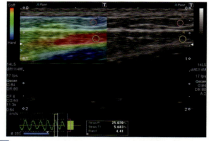

図1 Strain elastgraphyの画像所見
筋肉や腱の硬さが色で表示され視認しやすい

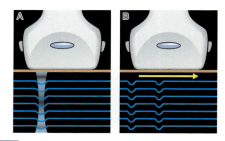

図2 Shear wave elastgraphyの原理
A：プローブから音響放射力（push pulse）を発することで組織が変位する　B：組織内に剪断波（横波）が発生し、その伝搬速度を計測することにより、組織の硬さを評価する

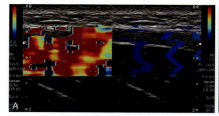 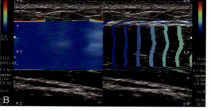

図3 Shear wave elastgraphyの画像所見
A：筋肉に緊張を加えているとき　B：筋肉を弛緩させているとき
筋肉に緊張を加えると赤色（高値）になり、筋肉を弛緩させると青色（低値）になる様子をリアルタイムに観察することができる

正常像

05

股関節

Hip Joint

　日常の診療において、股関節疾患の症例に遭遇することは少なくない。とくに、股関節形成不全や大腿骨頭壊死症（レッグ・カルベ・ペルテス病）といった成長期の股関節疾患は、多くの獣医師が知っている代表的な疾患である。これらの疾患の診断は、触診およびX線検査を中心とした画像診断によって行うのが一般的である。超音波検査は、筋肉や靭帯といった軟部組織や、軟骨の評価も行うことができるため、股関節疾患の診断に応用することが可能である。超音波検査を行うことによって、大腿骨頭靭帯の伸長の程度や健全性、関節液の貯留の程度を評価することができるため、股関節形成不全の新たな画像診断ツールとして期待できる。また、筆者らの検討では、大腿骨頭壊死症（レッグ・カルベ・ペルテス病）の早期診断にも超音波検査が有用であることが明らかになり、治療への展開に役立っている。

05 股関節
Hip Joint

> **超音波検査の主な適応**
> - ☑ 股関節形成不全
> - ☑ 大腿骨頭壊死症（レッグ・カルベ・ペルテス病）
> - ☑ 外傷性股関節脱臼   など

股関節の解剖

　股関節は、寛骨臼と大腿骨頭によって構成される球関節（Ball and socket joint）である（図1）。犬や猫においても、超音波検査にて股関節の形状や大腿骨頭靭帯を確認することができる。また、股関節周辺の浅殿筋、中殿筋、深殿筋、大腿四頭筋、ハムストリング筋群（大腿二頭筋、半腱様筋、半膜様筋）、縫工筋などの評価も可能である（図1）。

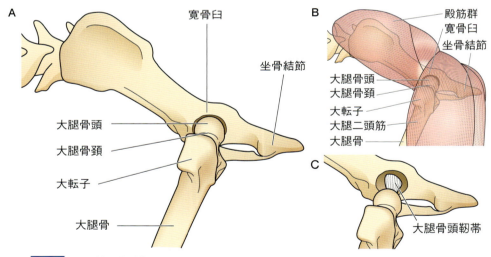

図1 股関節の解剖
A：外側観
B：股関節に殿筋群と大腿二頭筋を含むハムストリング筋群が被覆しているところ
C：股関節を牽引して大腿骨頭靭帯を露出したところ

基本的なプローブ操作

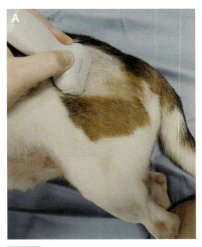
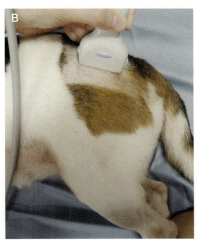
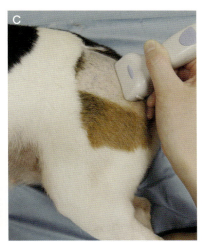

図2 股関節のスクリーニング
股関節を中立位に保定してから、股関節の頭側(A)、背側(B)、尾側(C)へとプローブを順次当てていき、寛骨臼と大腿骨頭の合致性や変形の程度を評価する。その際に関節液の貯留の程度も観察する

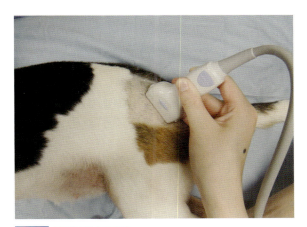
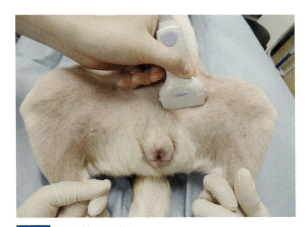

図3 殿筋群の評価
大転子の直上から殿筋群の起始部に向かって長軸方向にプローブを当てる

図4 恥骨筋の評価
動物を仰臥位に保定し、後肢を開くようにして外転させる。次いで、股関節の直上を走行する恥骨筋を同定し、長軸方向にプローブを当てる

05 股関節
Hip Joint

股関節の正常所見

大腿骨頭：頭側観
Femoral head：cranial view

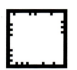
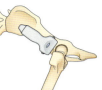
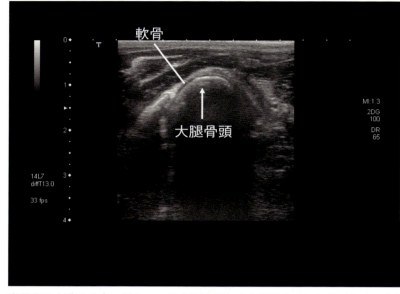
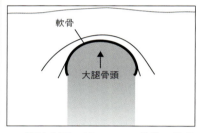

寛骨臼に合致する丸い低エコーの大腿骨頭（→）を確認することができる。さらに、関節表面に低エコーの帯状の軟骨も観察できる

大腿骨頭：正面観
Femoral head：frontal view

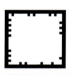

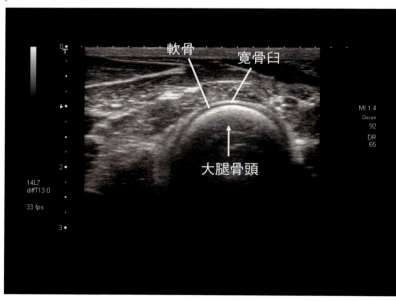
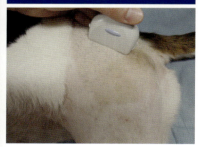
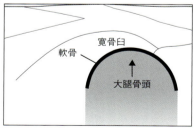

最も基本となる画像。股関節の合致性と軟骨の評価が最も行いやすい。大腿骨を動かしながら観察することにより、股関節の動きを視認することもできる

正常

大腿骨頭：尾側観
Femoral head：caudal view

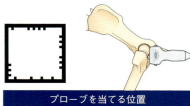
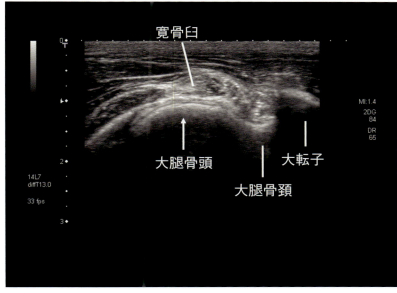
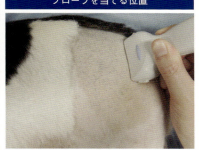
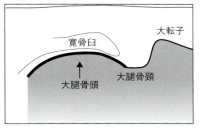

尾側から股関節に向かってプローブを当てることにより、大腿骨頭（→）、大腿骨頚、大転子の形状が把握しやすい像を描出することができる

大腿骨頭靭帯
Femoral head ligament

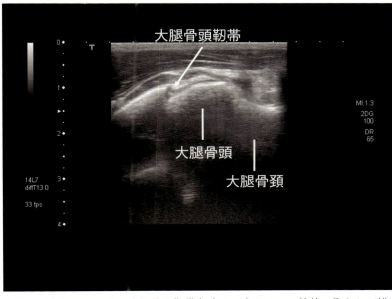
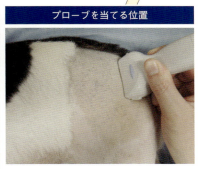
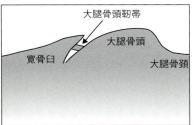

大腿骨頭と寛骨臼を結ぶ大腿骨頭靭帯（→）は、高エコーの線状の像として描出される

05 股関節
Hip Joint

殿筋群①
Gluteal muscles

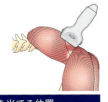
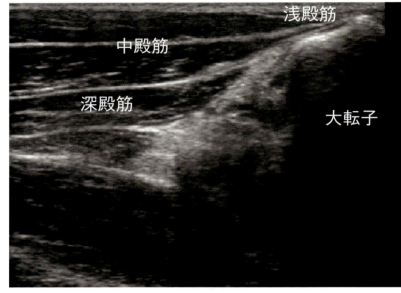
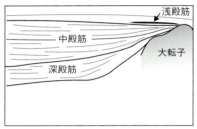

大転子から殿筋群の長軸に沿ってプローブを当てると、浅殿筋、中殿筋、深殿筋の3層を描出することができる

殿筋群②
Gluteal muscles

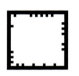
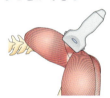
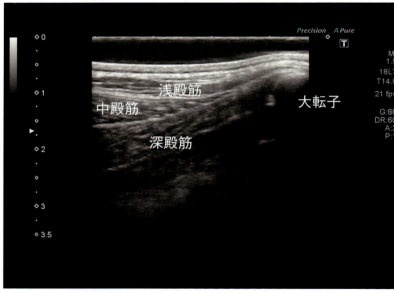
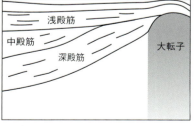

殿筋群の走行に対して長軸上にプローブを動かしていくと、浅殿筋、中殿筋、深殿筋の状態をスクリーニングすることができる

大腿四頭筋：長軸
Quadriceps femoris

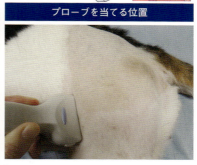
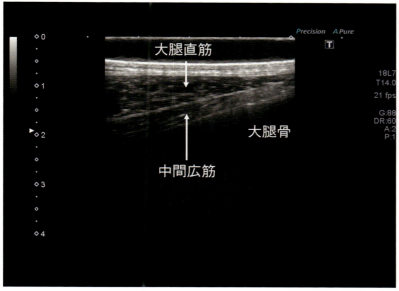
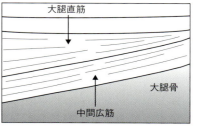

大腿四頭筋の長軸方向に向かってプローブを走行させると、大腿四頭筋を構成する各筋肉をスクリーニングすることができる

大腿四頭筋：短軸
Quadriceps femoris

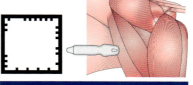
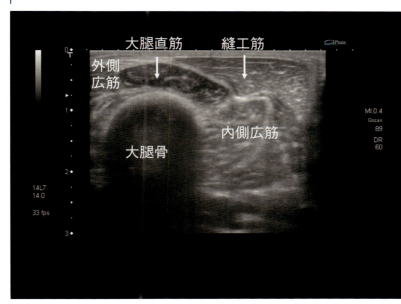
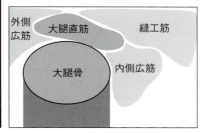

大腿部の頭側面を近位から遠位に向かってプローブを走行させると、大腿四頭筋を構成する各筋肉の断層を評価することができる

05 股関節
Hip Joint

縫工筋
Sartorius

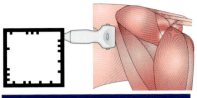

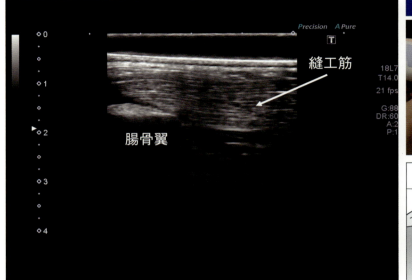

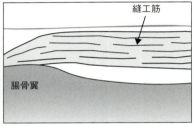

大腿部の最も頭側の近位で長軸上にプローブを当てると、腸骨翼から起始する縫工筋（→）を描出することができる

大腿二頭筋
Biceps femoris

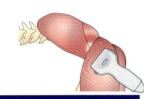

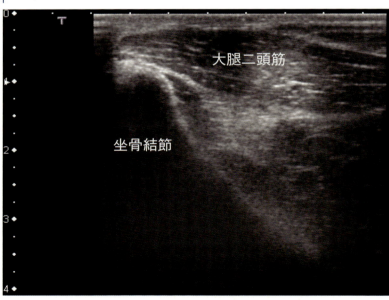

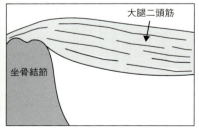

坐骨結節から大腿二頭筋（→）に沿って長軸上にプローブを走行させると、大腿二頭筋の状態をスクリーニングすることができる

正常

恥骨筋
Pectineus muscle

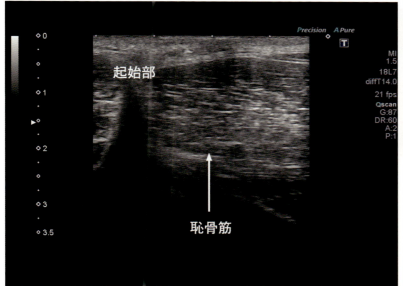

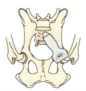
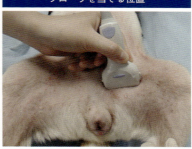
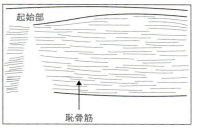

恥骨筋（→）を起始部から遠位に向かってスクリーニングしているところ。このように、大型犬では恥骨筋の状態を十分に把握することができる

大腿骨頭：腹側観
Femoral head：Ventral view

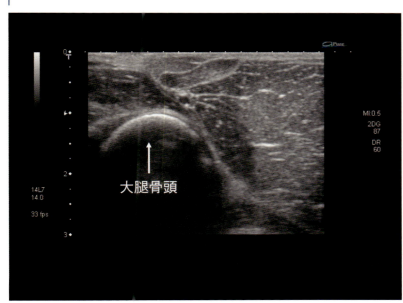

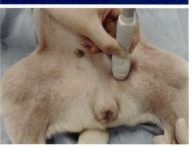
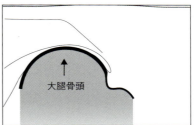

腹側からも大腿骨頭（→）を容易に描出することができる

05 股関節
Hip Joint

恥骨筋と大腿骨頭：腹側観①
Pectineus muscle and femoral head：Ventral view

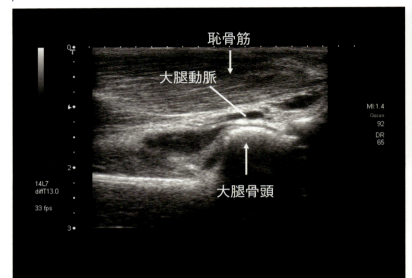
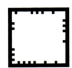
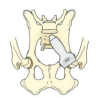
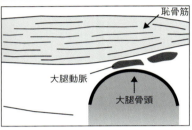

恥骨筋（→）に対して長軸上にプローブを当てると、恥骨筋の直下に大腿動脈と大腿骨頭の腹側面（→）が認められる

恥骨筋と大腿骨頭：腹側観②
Pectineus muscle and femoral head：Ventral view

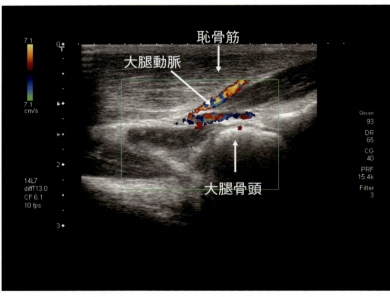
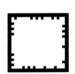
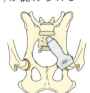
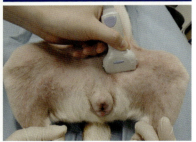
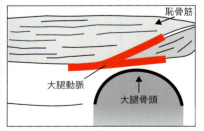

カラードプラを使用すると、恥骨筋（→）、大腿動脈（→）、大腿骨頭（→）の位置関係が把握しやすくなる

異常像

05

股関節
Hip Joint

股関節形成不全

大腿骨頭壊死症

外傷性股関節脱臼

05 股関節
Hip Joint

股関節形成不全

異常

　股関節形成不全とは、股関節の発育性の形成異常が原因で関節に不安定性を引き起こし、その結果として変形性関節症へと移行していく疾患である。本疾患は、大型犬での発生が多いとされているが、日本では、パグ、フレンチ・ブルドッグ、ポメラニアン、トイ・プードルといった小・中型犬においても発生が認められる。猫においても、股関節形成不全の発生が報告されている。成長期には股関節の緩みが原因で起立や歩行に関する様々な症状が発現し、成熟後には変形性関節症により慢性痛が生じて生活の質が下がる。そのため、成長期には股関節の緩みをより早期にかつ確実に診断できるか、成熟後には変形性関節症の徴候と程度をいかにとらえるかが診断のポイントとなる。

　股関節の緩みを検出する目的で、バーデン試験やオルトラニ試験が行われている。X線検査では股関節完全伸展位像を撮影し、大腿骨頭被覆率の測定、大腿骨頭の中心の位置、ノルベルグ角の計測などにより股関節の緩みを評価する（図1A）。PennHIPも股関節の緩みを検出するのに有効な検査である。一部の診療施設においては、CT検査も本疾患の診断に用いられている（図2）。

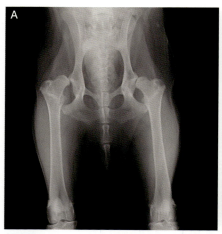 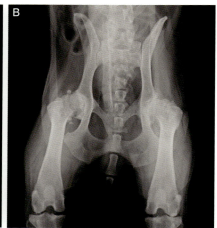

図1　X線検査による股関節形成不全の診断
A：成長期。股関節の緩みを評価する。本症例は、両側性に股関節の亜脱臼が認められ股関節形成不全と診断した
B：成熟後。股関節形成不全の慢性例では変形性関節症が生じる

しかし、これらの画像診断では、股関節を動的に評価したり、関節軟骨の損傷の程度を把握したりすることはできない。超音波検査は、バーデン試験や股関節を屈伸させながら股関節の合致性を評価したり、関節軟骨のびらんや潰瘍といった変形性関節症の早期診断を行ったりすることが可能である。

成熟後の変形性関節症の診断としては、股関節の伸展時疼痛の確認が比較的感度の高い検査である。若齢時に股関節形成不全を指摘されていて、股関節に伸展時疼痛が認められた症例では、X線検査にて高率で股関節に変形性変化が認められる（図1B）。さらに、超音波検査を行うことにより、関節軟骨の状態や関節液の貯留の程度も確認することができる（図3）。このように、股関節形成不全の診断においても、超音波検査を行うことで新たな多くの情報を得ることができる。

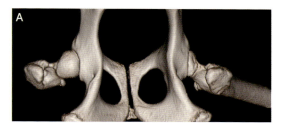
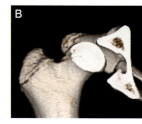
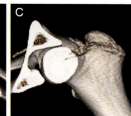

図2 股関節形成不全の症例におけるCT検査所見

A：背側観
B：左側
C：右側
左側の股関節に緩みが認められる

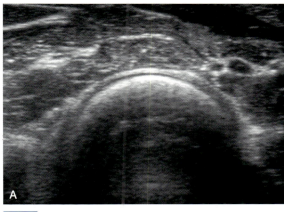
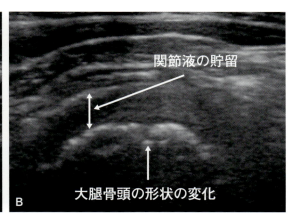

図3 超音波検査における股関節の評価

A：正常（犬）
B：股関節形成不全によって変形性関節症が生じている症例
大腿骨頭の形状の変化（→）や関節液の貯留所見（→）が認められる

05 股関節
Hip Joint

異常

バーデン試験による股関節の緩みの評価①
Evaluation of hip loosening by Barden test

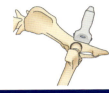

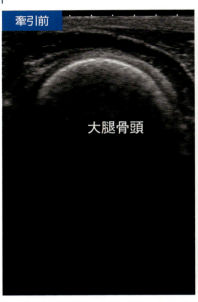
牽引前

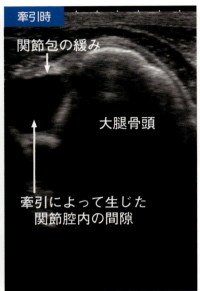
牽引時

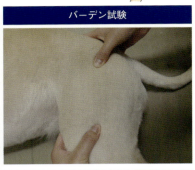
バーデン試験

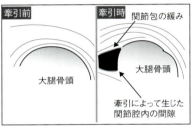

股関節形成不全の症例では、大腿骨を外側に牽引した際に関節包の緩み（→）が認められる。また、それによって、関節腔内に間隙（→）が生じている

バーデン試験による股関節の緩みの評価②
Evaluation of hip loosening by Barden test

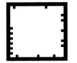

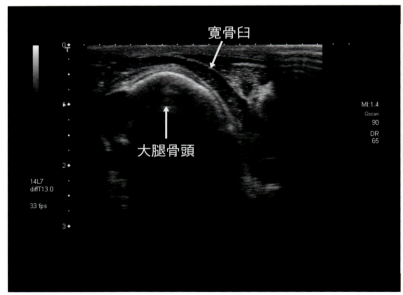

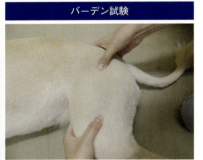
バーデン試験

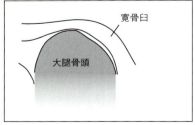

バーデン試験をしながら超音波検査を行うことにより、股関節の緩みの程度を直接視認することができる

84

股関節形成不全：変形性関節症①
Hip dysplasia：Osteoarthritis（OA）

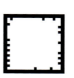
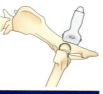
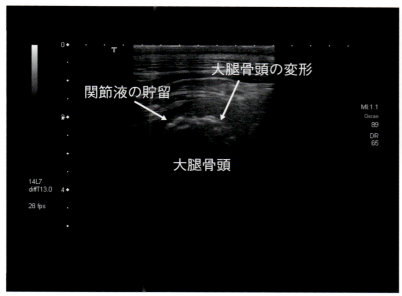
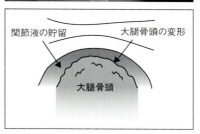

股関節形成不全による変形性関節症の症例では、大腿骨頭の変形（→）や関節液の貯留所見（→）が認められる

股関節形成不全：変形性関節症②
Hip dysplasia：Osteoarthritis（OA）

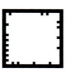
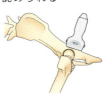
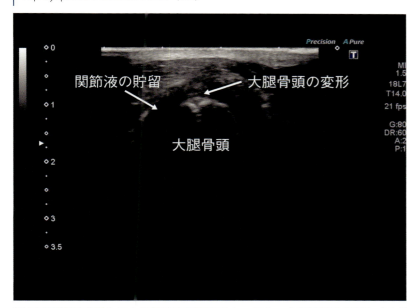
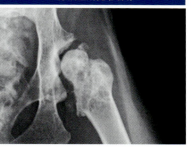
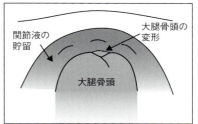

猫の股関節形成不全による変形性関節症においても、大腿骨頭の変形（→）や関節液の貯留所見（→）を描出することができる

05 股関節
Hip Joint

大腿骨頭壊死症

異常

　大腿骨頭壊死症（レッグ・カルベ・ペルテス病：LCPD）は、成長期に大腿骨頭への血行不良が原因で、大腿骨頭に無菌性でかつ非炎症性の壊死が生じる疾患である。犬のLCPDの約90％が片側性に発生する。日本においては、トイ・プードルとヨークシャー・テリアでの発生が多く、平均7ヵ月齢で症状が発現する。LCPDの症例では、股関節を中心とした筋萎縮、股関節の伸展時疼痛、緩徐進行性の跛行が認められる。一般的には、保存療法へ反応しないことが多く、ほとんどの症例が大腿骨頭頚部切除術（Femoral head and neck ostectomy：FHNO）の適応となる。FHNOの成績を向上させるためには、本疾患を早期に発見し外科的介入を行う必要がある。

　触診にて股関節の伸展時疼痛が認められても、X線検査で異常が認められないときには確定的な診断を得ることができず、FHNOに踏み切れないことが多い。そのようなときには、精査を行う目的でCT検査が行われているが、CTが設置されている施設は限られる。また、CT検査は全身麻酔や鎮静が必要で、検査費用も高額であることから、より汎用性のある検査が望まれる。

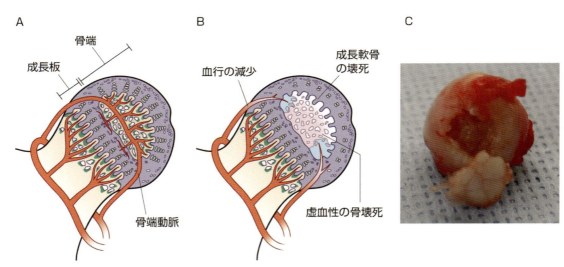

図1 大腿骨頭壊死症（LCPD）の病態
A：正常
B：LCPDの症例：骨端動脈による血行が減少することにより、大腿骨頭に虚血性の壊死が生じるとされている。
C：壊死した大腿骨頭の肉眼所見

そこで、筆者らはLCPDの早期発見のための画像診断ツールとして超音波検査に注目している。筆者らの検討では、X線検査によるLCPDの診断率は90.5％であったが、CT検査では93.8％とより優れている傾向が認められた。さらに、LCPDの症例で罹患関節の超音波検査を行ったところ、大腿骨頭の不整、関節液の貯留、骨軟骨片の存在などといった異常所見のいずれかが全例で認められ、最も診断精度が高かった（図2）。このような検討結果から、LCPDをより早期にかつ確実に診断するための画像診断ツールとして超音波検査の有効性が示されている。超音波診断装置を保有している動物病院は多いため、今後はLCPDの診断のために超音波検査の活用が期待される。

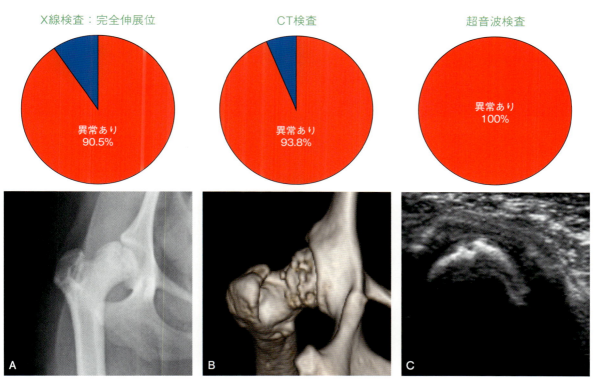

図2 大腿骨頭壊死症（LCPD）の症例における画像診断ツール間でのちがい

A：X線検査
B：CT検査
C：超音波検査。LCPDの症例では、大腿骨頭の不整、関節液の貯留、骨軟骨片の存在などといった異常所見が認められる

05 股関節
Hip Joint

大腿骨頭壊死症①
Legg-Calvé-Perthes disease：LCPD

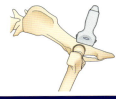

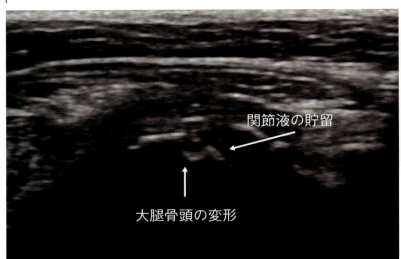

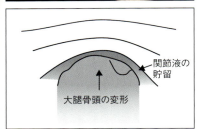

CT検査所見（同日）

大腿骨頭壊死症の典型例では、著しい大腿骨頭の変形（→）や関節液の貯留所見（→）が認められる

大腿骨頭壊死症②
Legg-Calvé-Perthes disease：LCPD

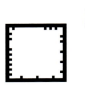
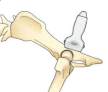

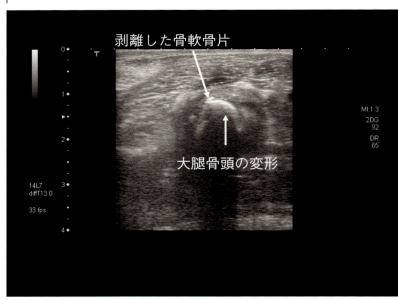

X線検査所見（同日）

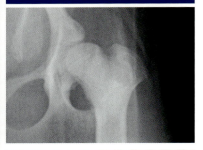

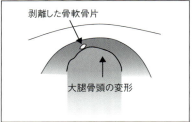

X線検査で大きな異常が認められなくても、超音波検査で異常を明らかにすることができる。本症例では、剥離した骨軟骨片（→）や大腿骨頭の変形（→）が認められる

大腿骨頭壊死症③
Legg-Calvé-Perthes disease：LCPD

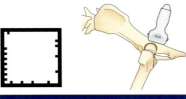

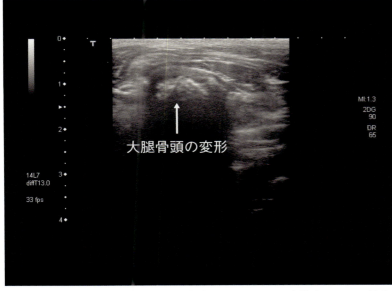

摘出した大腿骨頭の肉眼所見（同日）

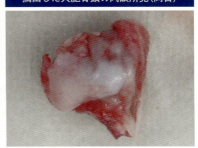

大腿骨頭の壊死により、重度の変形（→）が認められる。本検査と同日に摘出した大腿骨頭と比較すると肉眼所見と同じ画像所見が得られているのがわかる

大腿骨頭壊死症④
Legg-Calvé-Perthes disease：LCPD

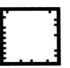 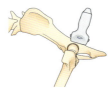

X線検査所見（同日）

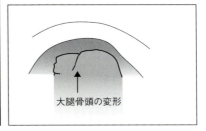

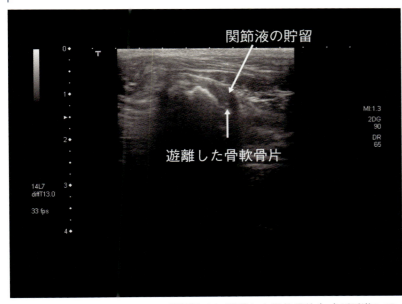

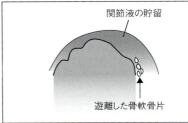

超音波検査を行うことにより、股関節内に遊離した骨軟骨片（→）が浮遊している様子を動的に確認することができる

05 股関節
Hip Joint

大腿骨頭壊死症⑤
Legg-Calvé-Perthes disease：LCPD

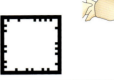
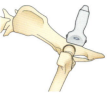
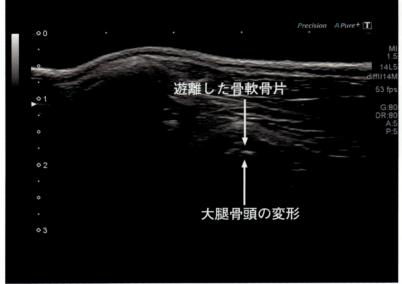
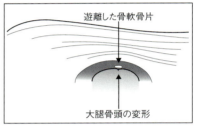

股関節内に遊離した骨軟骨片（→）が認められる。また、大腿骨頭の著しい変形も認められる

大腿骨頭壊死症⑥
Legg-Calvé-Perthes disease：LCPD

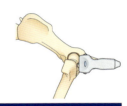
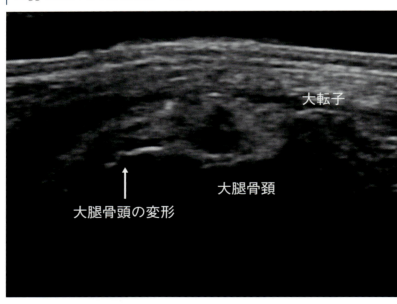
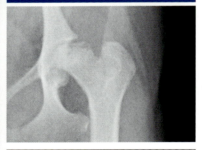
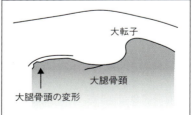

大腿骨頸に対する長軸像においても、大腿骨頭の変形（→）を確認することができる

大腿骨頸部の血流の確認①
Blood supply on femoral neck

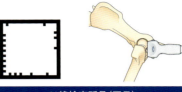
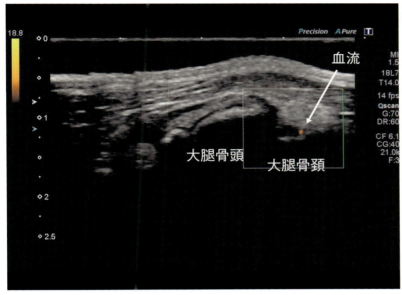
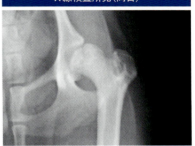
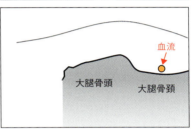

カラードプラやパワードプラを用いると大腿骨頸部の血流（→）を確認することができ、虚血の程度を含めた病態を把握することができる

大腿骨頸部の血流の確認②
Blood supply on femoral neck

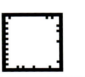
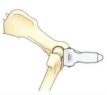
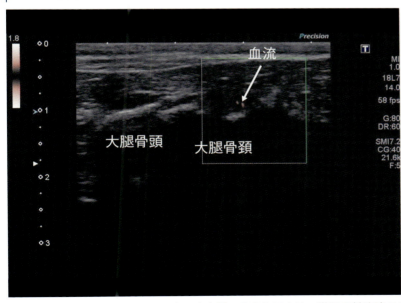
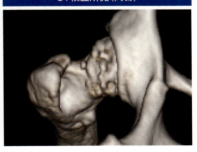
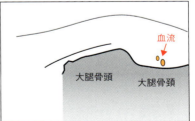

Superb Micro-vascular Imaging (SMI) を用いることにより、微細で低流速の血流（→）を描出することができる

05 股関節
Hip Joint

外傷性股関節脱臼

外傷性股関節脱臼は、犬や猫で最も多い外傷性脱臼であり、臨床現場で遭遇する機会も多い。通常は、交通事故、落下、転倒による外力で生じるが、最近では老齢による筋力低下が原因で発生することもある。そのような背景から、すべての年齢と品種の犬と猫に性差なく発生する。外傷性股関節脱臼は片側性に生じるのが一般的で、78～90％は頭背側へ脱臼する。股関節が脱臼しているか否かは、三角試験および母指試験といった触診やX線検査（図1）で診断することができる。CT検査を行えば、寛骨臼と大腿骨頭の位置関係を3次元で把握することが可能である。

最近では、外傷性股関節脱臼の状態を把握するために、超音波検査も行われはじめている。超音波検査は、大腿骨頭の変位を確認することができるだけでなく、大腿骨頭靭帯の健全性、関節軟骨の損傷の程度、寛骨臼内の状態、周辺軟部組織への影響も評価することができる。このように、従来の検査では得られなかった多くの情報を得ることができ、治療方針の決定の一助ともなる。

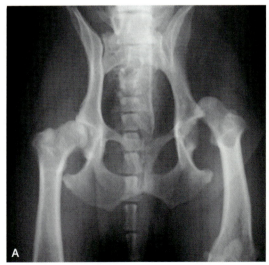
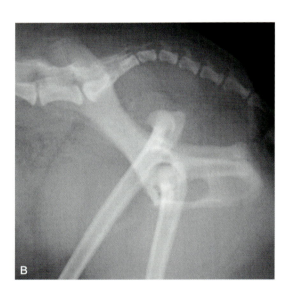

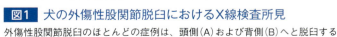

図1 犬の外傷性股関節脱臼におけるX線検査所見
外傷性股関節脱臼のほとんどの症例は、頭側（A）および背側（B）へと脱臼する

外傷性股関節脱臼①
Traumatic hip luxation

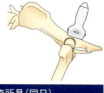

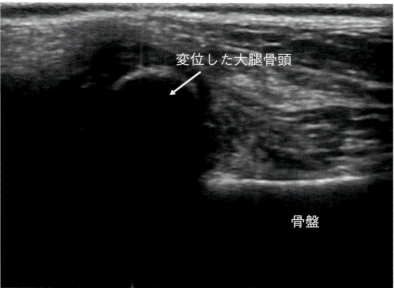

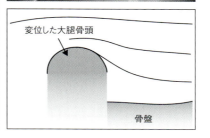

骨盤の背側に変位した大腿骨頭（→）を観察することができる

外傷性股関節脱臼②
Traumatic hip luxation

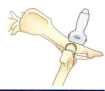

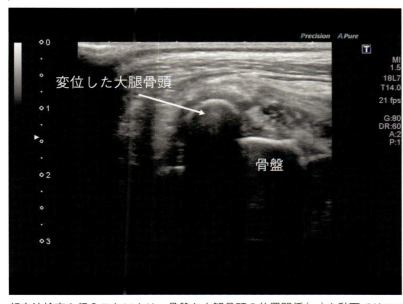

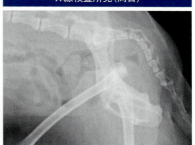

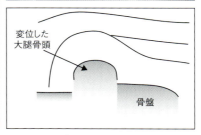

超音波検査を行うことにより、骨盤と大腿骨頭の位置関係（→）を動画でリアルタイムにて確認することができる

05 股関節
Hip Joint

外傷性股関節脱臼③
Traumatic hip luxation

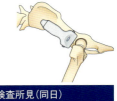
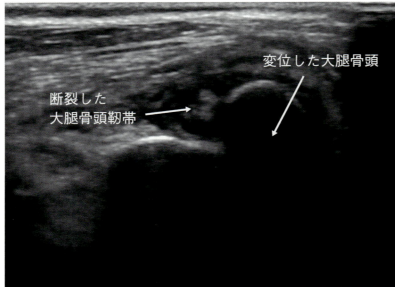
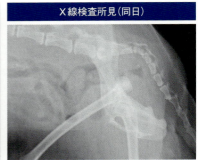
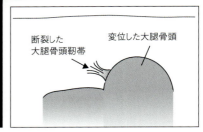

大腿骨頭靭帯の断裂の有無を評価することができる。本症例は、大腿骨頭靭帯の断裂（→）が認められる

外傷性股関節脱臼④
Traumatic hip luxation

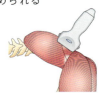
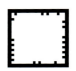
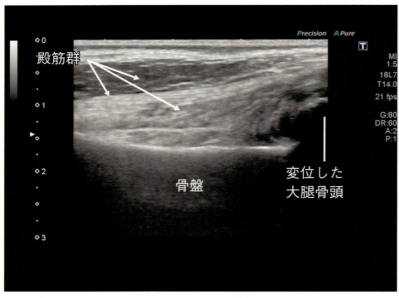
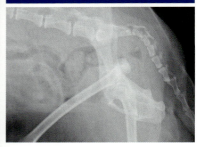
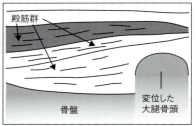

股関節脱臼の症例において、殿筋群の一部に輝度の変化（→）が認められる

外傷性股関節脱臼⑤
Traumatic hip luxation

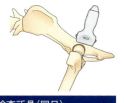

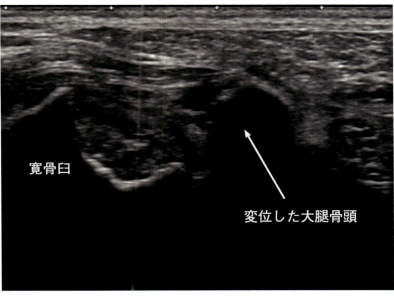

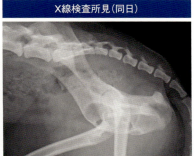

X線検査所見（同日）

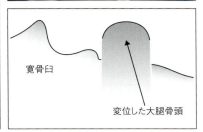

本症例は、股関節腹尾側脱臼の症例である。尾側へ変位した大腿骨頭（→）と寛骨臼の位置関係や、股関節周囲の軟部組織の状態を確認することができる

外傷性股関節脱臼⑥
Traumatic hip luxation

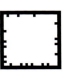 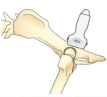

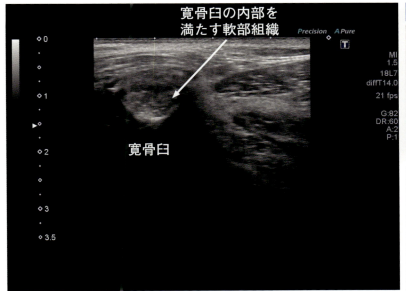

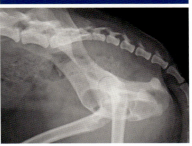

X線検査所見（同日）

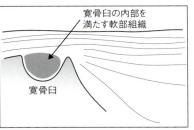

股関節腹側脱臼の症例では、寛骨臼全体を描出することができるので、寛骨臼の内部の状態（→）をスクリーニングすることができる

エコー DE
運動器疾患

Musculoskeletal Ultrasonography in Dogs and Cats

正常像

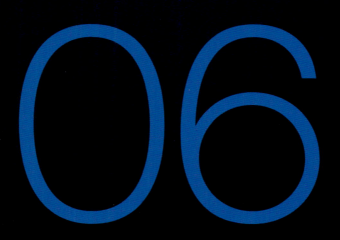

06 膝関節
Stifle Joint

　小動物臨床領域においても、膝関節の超音波検査に関する多くの研究がなされており、欧米ではすでに一部の施設において臨床応用されている。超音波検査は、X線検査では評価することのできない、関節内の軟骨の構造や関節を構成する軟部組織の状態を評価することができるため、新たな画像診断ツールとして期待されている。超音波検査は、前十字靭帯断裂や半月板損傷の診断に有用であり、損傷の程度を画像化して視認できることが最大の利点である。とくに、半月板損傷の診断精度は、触診の診断率を大きく上回ることから、従来の診断法に変わる手法として大変注目されている。その他にも、関節軟骨の評価、関節液の貯留の有無、周辺筋肉や靭帯の病変を検出するのに超音波検査が活用されている。膝蓋骨脱臼の症例では、術前に滑車溝の深さや大腿四頭筋群の異常を客観的に評価することができることから、手術計画にも超音波検査が役立つかもしれない。

06 膝関節
Stifle Joint

超音波検査の主な適応

- ☑ 前十字靱帯断裂
- ☑ 半月板損傷
- ☑ 膝蓋骨脱臼
- ☑ 離断性骨軟骨症
- ☑ 免疫介在性関節炎（関節リウマチなど）
- ☑ 膝蓋靱帯炎・損傷
- ☑ 側副靱帯損傷
- ☑ 長趾伸筋腱剥離・断裂　　など

膝関節の解剖

　膝関節は、大腿骨、脛骨、腓骨、膝蓋骨によって構成され、大腿脛関節、大腿膝蓋関節、近位脛腓関節からなる複関節である（図1）。犬や猫において超音波検査にて確認することができる膝関節の主な構造物は、膝蓋靱帯、前十字靱帯、後十字靱帯、外側側副靱帯、内側側副靱帯、外側半月板、内側半月板、長趾伸筋腱である（図1）。その他には、膝関節周囲にある大腿四頭筋群、ハムストリング筋群（大腿二頭筋、半腱様筋、半膜様筋）、縫工筋などの評価も可能である。

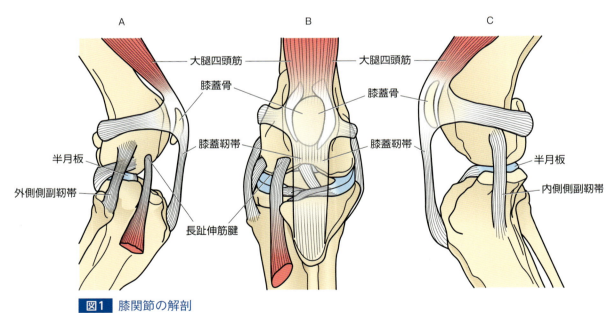

図1 膝関節の解剖
A：外側観、B：正面観、C：内側観

基本的なプローブ操作

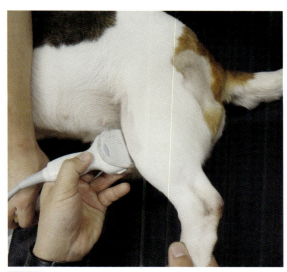

図2 膝関節内のスクリーニング
膝関節を中立位に保定してから、膝蓋靱帯の直上で長軸方向にプローブを当てる

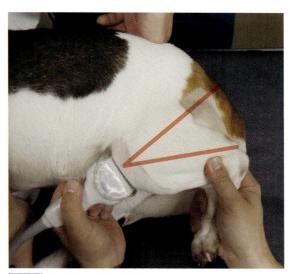

図3 前十字靱帯の評価
膝関節を屈曲させてから、膝蓋靱帯の直上で長軸方向にプローブを当てる

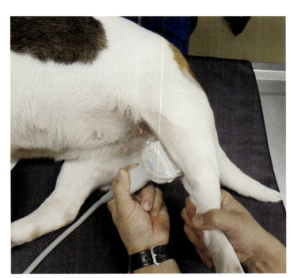

図4 内側半月板の評価
最も損傷の多い内側半月板の尾極の評価を行う際には、膝関節をやや伸展させてから膝関節の内尾側面にて長軸方向にプローブを当てる

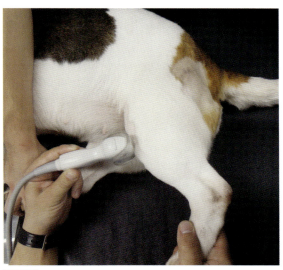

図5 大腿四頭筋または滑車溝の評価
大腿四頭筋群の異常の有無をスクリーニングする際には、膝蓋骨の近位にて短軸方向にプローブを当てる。滑車溝を描出する際には、膝関節をやや屈曲させてから、膝蓋骨の遠位にて短軸方向にプローブを当てる

06 膝関節
Stifle Joint

膝関節の正常所見

膝関節：長軸①
Stifle joint

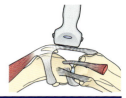

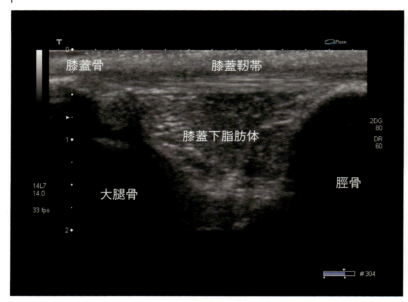

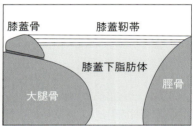

膝蓋靭帯の下に、やや均一で高エコーの膝蓋下脂肪体を確認することができる

膝関節：長軸②
Stifle joint

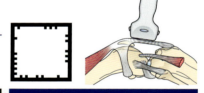

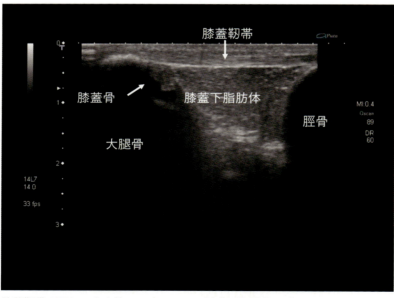

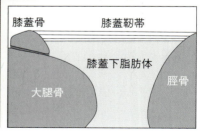

膝蓋靭帯の下に、やや均一で高エコーの膝蓋下脂肪体を確認することができる

正常

大腿骨顆の軟骨
Cartilage of femoral condyle

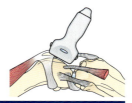

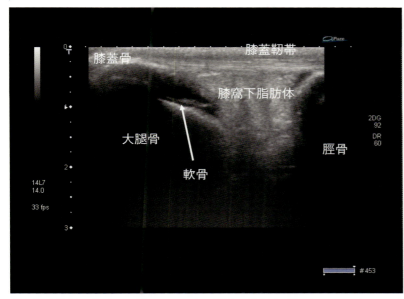

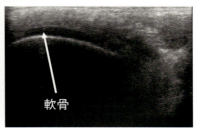

プローブを当てる位置

大腿骨遠位端の表層に、低エコーで黒く層状の軟骨を確認することができる（→）

脛骨近位端の軟骨
Cartilage of tibia

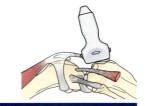

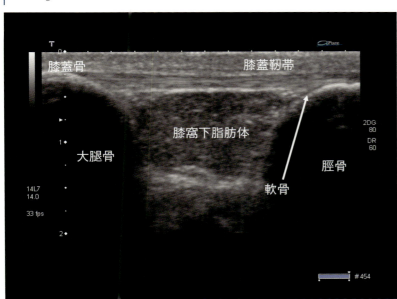

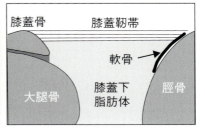

プローブを当てる位置

脛骨近位端の表層に、低エコーで黒く層状の軟骨を確認することができる（→）

エコー DE 運動器疾患　101

06 膝関節
Stifle Joint

前十字靭帯①
Cranial cruciate ligament

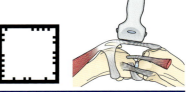
プローブを当てる位置

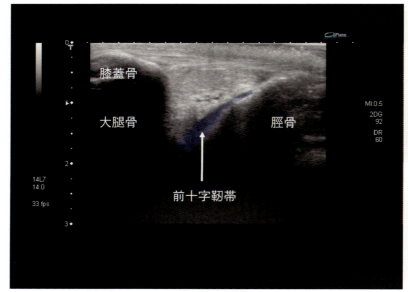

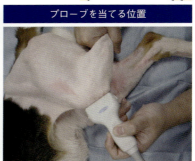

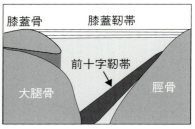

膝蓋下脂肪体の深層に、低エコーで帯状の前十字靭帯を確認することができる（→）。正常では、エコー源性は比較的均一で、蛇行せず連続した構造物として描出される

前十字靭帯②
Cranial cruciate ligament

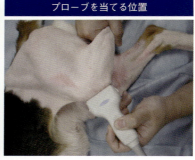
プローブを当てる位置

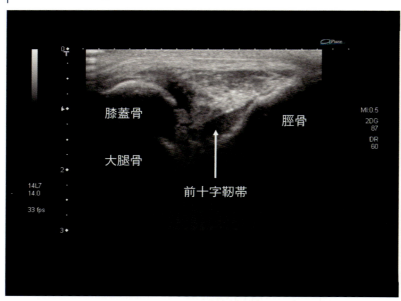

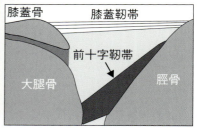

膝蓋下脂肪体の深層に、低エコーで帯状の前十字靭帯を確認することができる（→）。正常では、エコー源性は比較的均一で、蛇行せず連続した構造物として描出される

正常

半月板
Meniscus

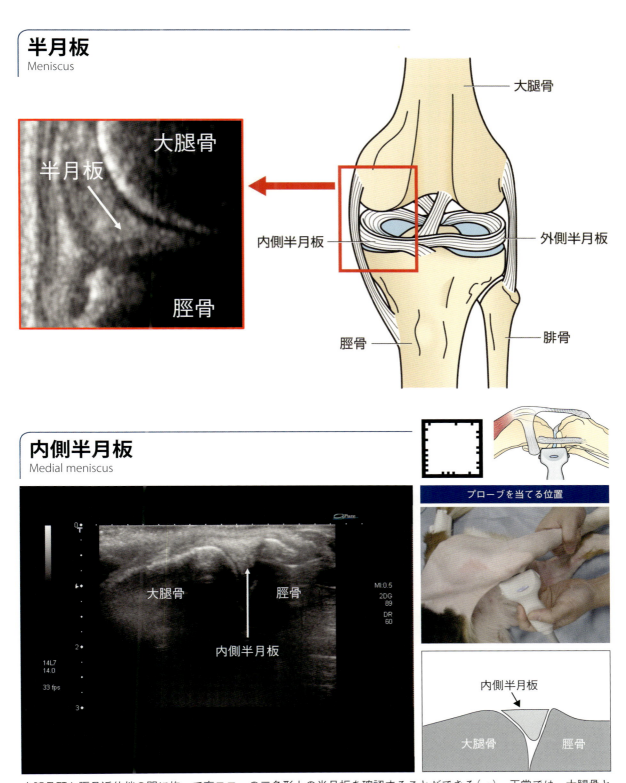

内側半月板
Medial meniscus

大腿骨顆と脛骨近位端の間に均一で高エコーの三角形上の半月板を確認することができる（→）。正常では、大腿骨と脛骨の表面を結んだ接線より内側に位置している

06 膝関節
Stifle Joint

内側半月板の血流
Medial meniscus

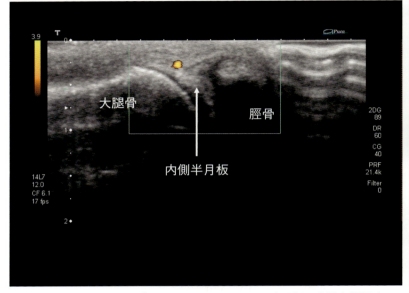
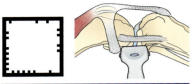
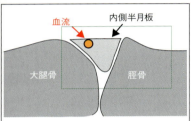

カラードプラやパワードプラを用いることにより、半月板の血流を評価することができる

外側半月板
Lateral meniscus

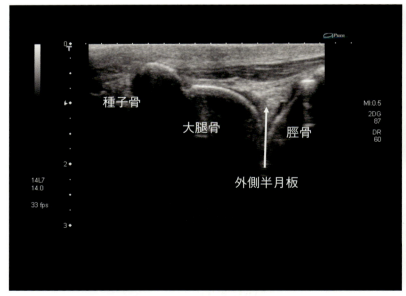
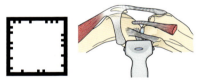
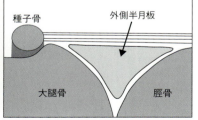

大腿骨顆と脛骨近位端の間に均一で高エコーの三角形上の半月板を確認することができる（→）。正常では、大腿骨と脛骨の表面を結んだ接線より内側に位置している

内側側副靱帯
Medial collateral ligament

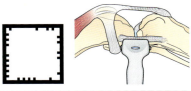

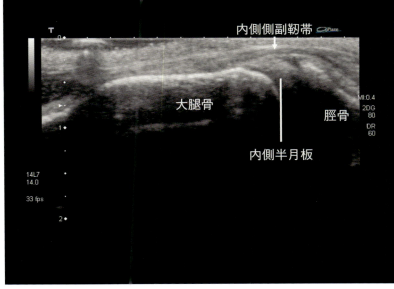

プローブを当てる位置

大腿骨顆から脛骨近位端にかけて、内側半月板よりも表層にやや高エコーの内側側副靱帯を確認することができる（→）

外側側副靱帯
Lateral collateral ligament

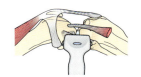

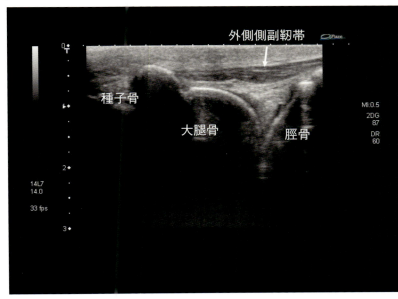

プローブを当てる位置

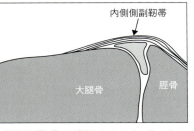

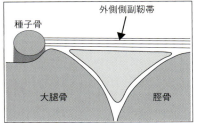

大腿骨顆から腓骨近位端にかけて、外側半月板よりも表層にfibrillar patternを示す外側側副靱帯を確認することができる（→）

06 膝関節
Stifle Joint

長趾伸筋腱
Long extensor muscle of toes

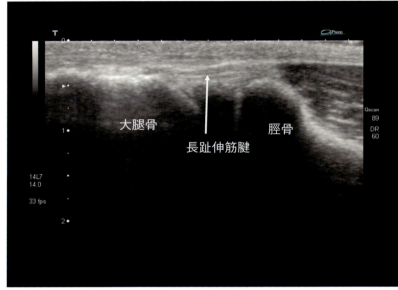
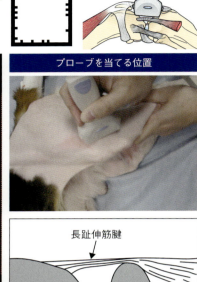

大腿骨外顆から起始する紐状の長趾伸筋腱を確認することができる（→）

大腿四頭筋
Quadriceps femoris

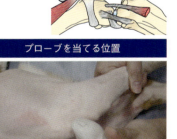
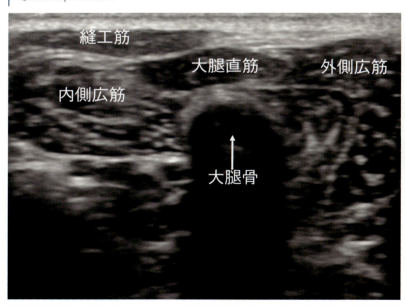
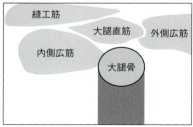

膝蓋骨の近位で短軸方向にプローブを当てることにより、縫工筋と大腿四頭筋群を同時に評価することができる

滑車溝
Trochlear groove

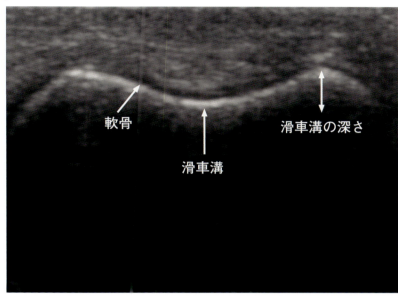
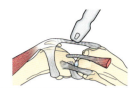
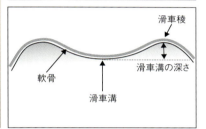

滑車溝に垂直となるようにプローブを当てることにより、滑車溝の深さを評価することができる

滑車稜
Trochlear ridge

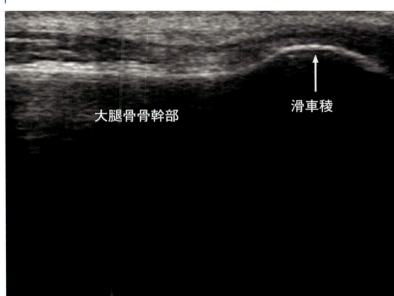
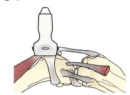
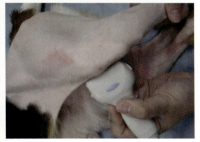
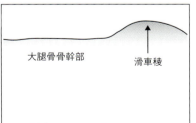

膝蓋骨の側方で長軸上にプローブを当てると、滑車稜（→）の形状を評価することができる

06 膝関節
Stifle Joint

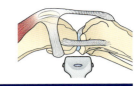

膝窩動脈①
Popliteal artery

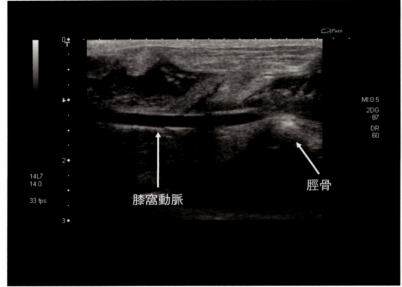

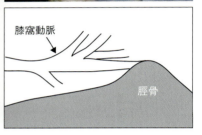

脛骨の尾側にて長軸方向にプローブを当てることにより、膝窩動脈を確認することができる

膝窩動脈②
Popliteal artery

 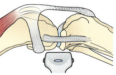

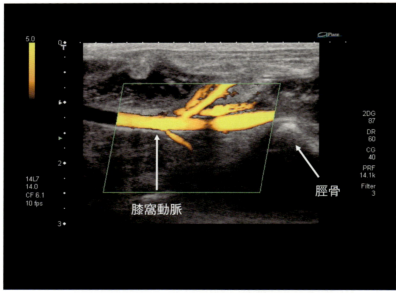

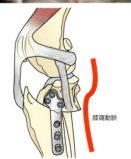

カラードプラやパワードプラを用いることにより、膝窩動脈の位置を確認することができる。これは、脛骨高平部水平化骨切り術（TPLO）を行う際に参考となる

異常像

06

膝関節
Stifle Joint

前十字靭帯断裂

半月板損傷

変形性関節症

膝蓋骨脱臼

06 膝関節
Stile Joint

前十字靭帯断裂

前十字靭帯の状態を画像化して直接把握することができることから、医学領域では1980年代から超音波検査が臨床応用されている[2]。前十字靭帯断裂（図1）の症例では、靭帯の肥厚、蛇行、連続性の欠如といった形態異常やエコー源性の変化が認められる（図2）。靭帯損傷の初期では肥厚が認められ、病態が進行するとエコー源性に異常が認められて、不均一に描出される[1]。さらに損傷が重度化していくと、蛇行が認められ、完全断裂例では連続性の欠如が明確に観察できることもある[1]。慢性例では、靭帯が消失して、靭帯がまったく描出できない症例もある。

過去に、超音波検査における犬の前十字靭帯断裂の診断率がいくつか報告されている。Arnaultらは、10例の完全断裂例、3例の部分断裂例に対して超音波検査を実施したところ、前十字靭帯断裂の診断率は15.4％だったと報告している[2]。Gnudiらの他の報告では、46頭の犬で同様の検討を行い、その診断率は19.6％であったと報告している[3]。このように、超音波検査における前十字靭帯断裂の診断精度は低い可能性が指摘されており、画像診断手法として疑問視している研究者もいる[4]。しかし、前十字靭帯の描出は、超音波診断装置の質とプレインストールされているプログラムに左右される。また、良質の高周波リニアプローブも必要である。さらに、検査を行う際の膝関節の角度も、診断精度に影響するようである。

そこで、筆者らは、筋肉や関節の観察に最適な条件がプレインストールされている最新の超音波診断装置と高周波リニアプローブを使用し、犬の前十字靭帯断裂の診断精度を検討した。その検討では、関節鏡視下または関節包切開術にて前十字靭帯の断裂と確定診断された犬（n=38）のみを対象に調査を行い、触診などの検査結果を知らない獣医師が手術前日に検査を実施することで盲目的に行った。膝関節を完全に屈曲させた状態で膝蓋靭帯の直上にプローブを当てて前十字靭帯を観察したところ、前十字靭帯断裂例の全例で何らかの異常を認めた。このように、診断機器の発展、画像プログラムの適正化、適切なリニアプローブの選択、診断技術の習熟度によるところが多いが、犬においても前十字靭帯断裂の有無を高率で判断できる可能

異常

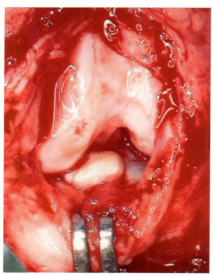

図1　前十字靭帯断裂の肉眼所見

図2 前十字靱帯断裂で認められる異常所見

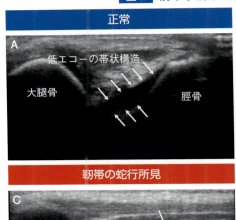
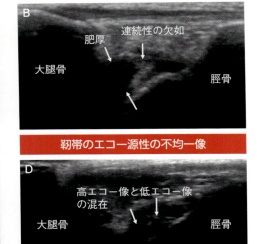
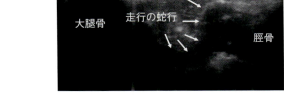

性が示されている。

　超音波検査にて、前十字靱帯の完全断裂と部分断裂が鑑別できるか否かについては興味のあるところである。筆者らの検討では、完全断裂例の約90％で前十字靱帯のエコー源性が不均一であったり、蛇行していたりする所見が認められた（図3A）。また、前十字靱帯の走行が不明瞭であったり、まったく描出できなかったりした症例も存在した（図3A）。一方、その際の部分断裂例では、全例でエコー源性の不均一像を認めたが、蛇行などの靱帯走行の異常所見は認められなかった（図3B）。このような傾向があったにもかかわらず、実際には、完全断裂と部分断裂を鑑別するのは困難であった。さらに検討を重ねれば、これらの鑑別も可能となるかもしれないが、異常の有無を判断できるだけでも十分なのかもしれない。

　また、その他の整形外科疾患も含めて前十字靱帯断裂の診断精度を検討したところ、重度な膝蓋骨内方脱臼の症例では、前十字靱帯が損傷していないにもかかわらず、前述した異常所見が認められた症例があった。したがって、膝蓋骨内方脱臼のある症例では診断に注意が必要である。ここでは、前十字靱帯断裂例における異常所見を紹介するので、参考にしていただきたい。

図3 前十字靱帯断裂のタイプによる超音波検査所見のちがい

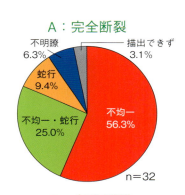
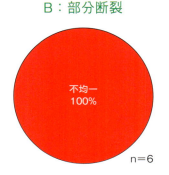

異常

06 膝関節
Stifle Joint

前十字靭帯断裂①
Rupture of cranial cruciate ligament

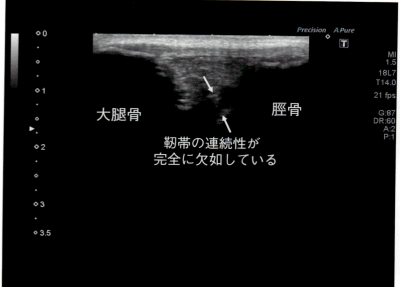
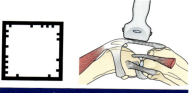
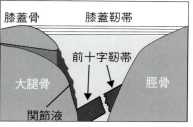

低エコーで帯状に描出されている前十字靭帯の連続性が完全に欠如(→)している

前十字靭帯断裂②
Rupture of cranial cruciate ligament

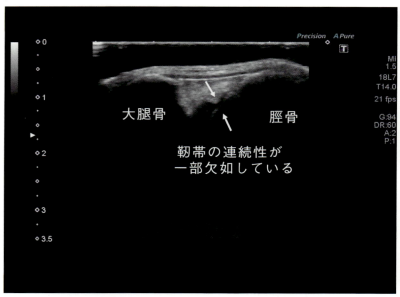
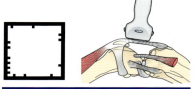
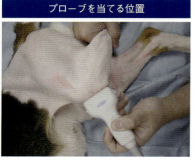
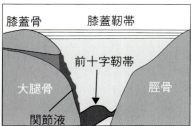

低エコーで帯状に描出されている前十字靭帯の一部に連続性の欠如(→)が認められる

異常

前十字靭帯断裂③
Rupture of cranial cruciate ligament

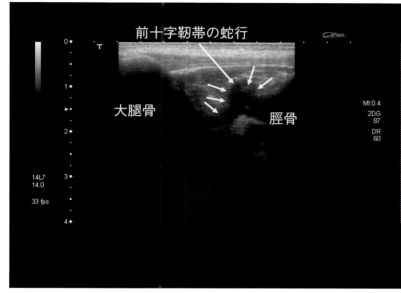
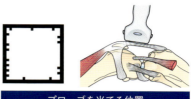
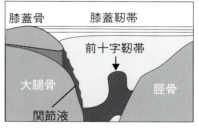

低エコーで描出されている前十字靭帯が蛇行（→）している所見が認められる

前十字靭帯断裂④
Rupture of cranial cruciate ligament

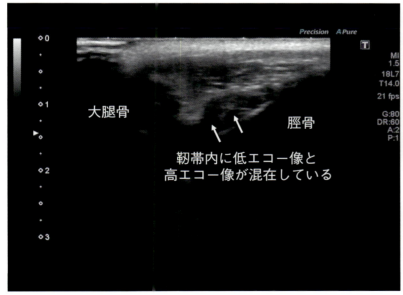
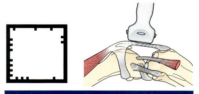
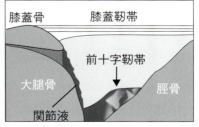

低エコーで描出される前十字靭帯のなかに高エコー像が混在（→）している

06 膝関節
Stile Joint

半月板損傷

半月板損傷は、触診による診断率が低く、診断に難渋することが多い。半月板損傷の比較的信用がおける診断法は、膝関節の屈伸時の「クリック音」の確認である。しかし、半月板が損傷している症例で「クリック音」が生じる確率は約10～15％と報告されており、「クリック音」を感じなくても半月板損傷が存在していることは少なくない。半月板損傷の存在は治療成績に影響を与えるため、より確度の高い診断法が望まれている。

医学領域では、術前の半月板損傷の診断にMRI検査や超音波検査が実施されており、高い診断率を有している。獣医学領域においても、MRIを用いた半月板損傷の診断（図1）に関する検討が行われているが[5]、設置施設に限りがあることからすべての動物病院で実施することはできない。一方で、超音波診断装置は多くの動物病院に導入されており、より汎用性が高い機器であるため、半月板損傷の診断への応用が試みられている。

超音波検査では、半月板は楔形の高エコー像を示し、比較的容易に描出することができる[8]。半月板損傷時には、半月板の圧潰による外方への突出像または亜脱臼、半月板内における低エコーの亀裂像やエコー源性の変化、半月板の菲薄化などが認められる[6, 7]。また、これらの異常所見は、関節鏡検査所見とも一致することから診断価値がきわめて高い（図2）。

アメリカ・ミズーリ大学のCookらのチームが跛行のある犬を用いて、超音波検査における半月板損傷の診断精度を二重盲検で検討を行ったところ、その診断感度は90.0％、特異度は92.9％、陽性的中率は90.0％、陰性的中率は92.9％であった（表1）[6]。また、Arnaultらも同様の検討を行い、超音波検査における犬の半月板損傷の診断感度は82％、特異度は93％、陽性的中率は90％、陰性的中率は88％であったと報告している（表1）[2]。筆者らの検討では、超音波検査における内側半月板損傷の診断感度は93.5％、特異度は50.0％、陽性的中率は96.7％、陰性的中率は33.3％であった（表1）。これらの結果をまとめると、犬の半月板損傷に対する

異常

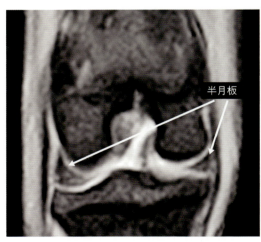

図1 MRIによる犬の半月板の評価
1.5T MRIにてT2*強調画像（TR=700、TE=15）で撮像したときの所見である。大腿骨と脛骨の間に楔状の半月板が明確に描出されている

図2 半月板損傷の関節鏡検査所見と超音波検査所見

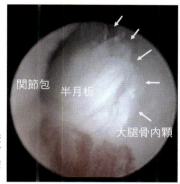
A 関節鏡検査所見：半月板が内顆の外側に変位している

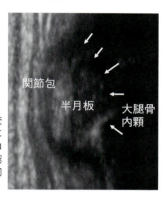
B 超音波検査所見：同部位に逸脱した高エコーの半月板が認められる（Aと同じ向き）

表1 半月板損傷の診断感度・特異度・陽性的中率・陰性的中率

	診断感度	特異度	陽性的中率	陰性的中率
Mahn & Cookら	90.0%	92.9%	90.0%	92.9%
Arnaultら	82%	93%	90%	88%
Edamuraら	93.5%	50.0%	96.7%	33.3%

超音波検査の診断感度は80〜90％以上と高く、触診よりも診断精度が高いことから、新たな診断ツールとして十分に活用できることが示されている。

さらに、筆者らは半月板損傷のタイプと超音波検査所見の特徴を比較した。バケツの柄状損傷が存在した症例では、半月板の外方突出が43.5％、外方突出と低エコーの線状亀裂が混在していたのが26.1％、低エコーの線状亀裂のみが13.1％、無エコーまたは高エコー所見が8.6％の症例で認められた（図3）。その他の損傷タイプでは、半月板の外方突出または亜脱臼と、低エコーの線状亀裂の所見のみが認められた。しかし、損傷タイプに特徴的な画像所見を得ることができなかったことから、超音波検査では損傷タイプの鑑別を行うのには限界がある可能性がある。ここでは、内側半月板損傷の症例で認められる典型像を紹介するので、参考にしていただきたい。

図3 内側半月板のバケツの柄状損傷で認められた超音波検査の異常所見

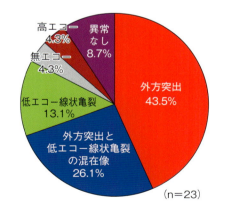

06 膝関節
Stifle Joint

内側半月板損傷①
Medial meniscus injury

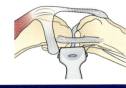
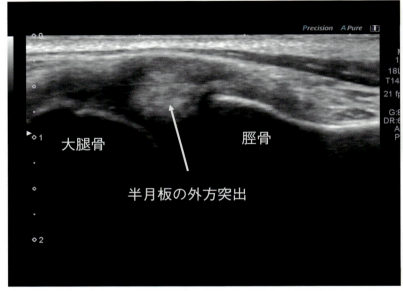
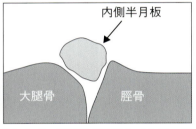

高エコーで描出される内側半月板が、大腿骨と脛骨を結ぶ接線のなかに収まっておらず、関節外に突出（→）している

内側半月板損傷②
Medial meniscus injury

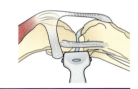
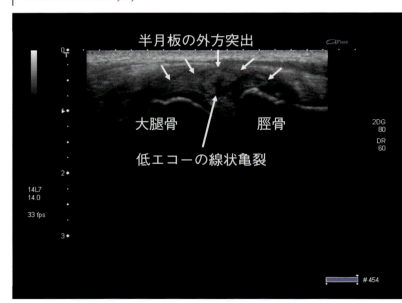
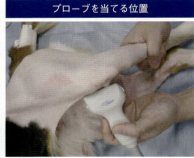
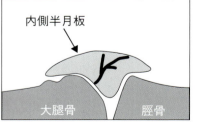

高エコーで描出される内側半月板が関節外に大きく逸脱し、低エコーの線状亀裂（→）も認められる

内側半月板損傷③
Medial meniscus injury

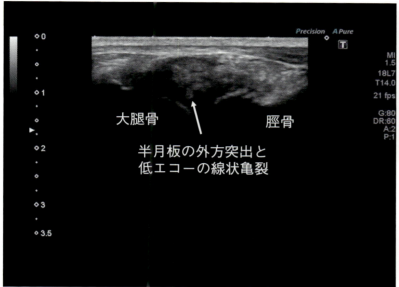
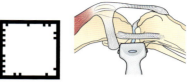
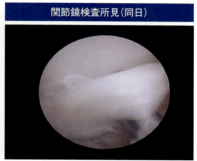
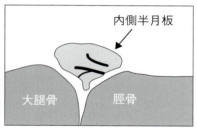

高エコーで描出される内側半月板が関節外に大きく逸脱し、低エコーの線状亀裂（→）も認められる。これは、バケツの柄状に損傷した半月板の一部が関節外に変位している部位を描出している

内側半月板損傷④
Medial meniscus injury

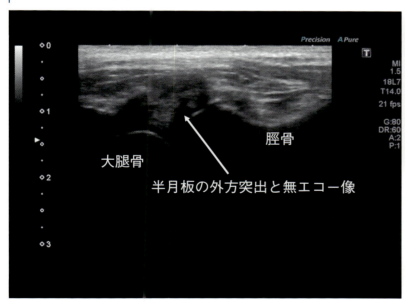
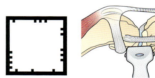
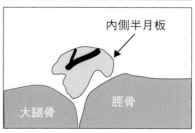

高エコーで描出される内側半月板はすべて関節外に逸脱し、無エコーの領域も混在（→）している。これは、損傷した半月板の一部が大腿骨顆の尾側に変位している部位を描出している

06 膝関節
Stifle Joint

内側半月板損傷⑤
Medial meniscus injury

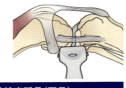
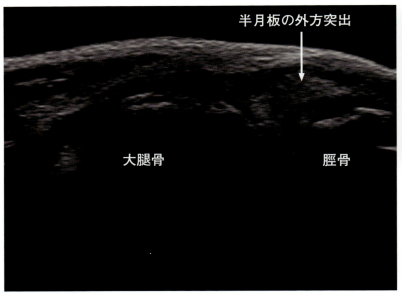
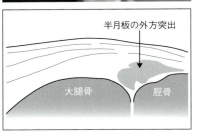

本症例は、猫の半月板損傷の症例である。猫においても、高エコーで描出される内側半月板が関節外に逸脱（→）している状態を明瞭に観察することができる

内側半月板損傷⑥
Medial meniscus injury

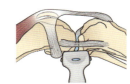
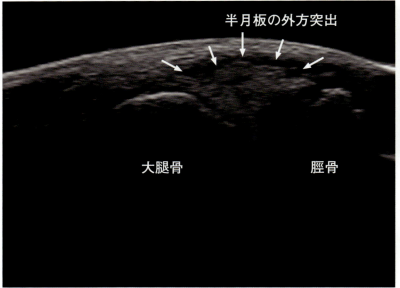
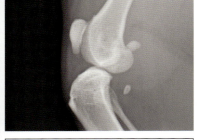
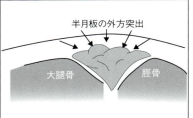

猫の症例においても、内側半月板が関節内から大きく逸脱（→）し、低エコーで示される損傷部位を確認することができる

異常

変形性関節症

前十字靭帯断裂の症例では、関節液の貯留、骨増殖体の形成、関節軟骨のびらん・潰瘍といった変形性関節症に伴う所見が認められる（図1）。これらの一部は他の画像診断でも評価することが可能だが、関節液や関節軟骨の状態を観察するには、超音波検査がX線検査やCT検査よりも優れている。

筆者らの検討では、術中に関節液の貯留を認めた93.1％において、超音波検査でも無エコーの関節液の貯留所見を確認することができた（図2）。滑車溝周囲における骨増殖体の存在や関節軟骨のびらん・潰瘍といった所見も超音波検査で十分に観察が可能であった。また、Medial buttressや大腿骨顆の関節軟骨の厚みを客観的に測定できるのは、超音波検査の最大の利点である（図3）。医学領域においては、変形性関節症が進行すると、無エコーで描出される関節軟骨の厚さが減少したり、軟骨表面が不鮮明になったりする所見が認められる[7]。筆者らが、大腿骨顆の関節軟骨の厚みと罹患期間の関係を検討したところ、犬においても前十字靭帯断裂からの罹患期間が長くなるほど関節軟骨の厚みが減少する傾向が認められた（図4）。このように、超音波検査は、臨床現場にて容易に関節軟骨の状態を評価できることから、その診断価値はきわめて高く、広い活用が期待される。しかし、犬の場合には、体格や年齢によっても関節軟骨の厚みが異なるため、変形性関節症による関節軟骨の変化を客観的に評価するためには、各々の犬種や年齢によって基準値を設定する必要がある。したがって、関節軟骨の評価を行う際には、このようなことも理解しておく必要がある。

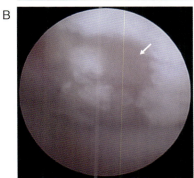

図1 変形性関節症の症例で認められた関節鏡検査所見

A：骨増殖体の形成（→）
B：関節軟骨の潰瘍（→）

06 膝関節
Stile Joint

図2 術中に関節液の貯留が認められた症例において超音波検査で検出できた割合

A：関節液の貯留所見

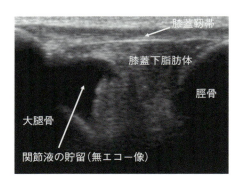

B：超音波検査で検出できた割合

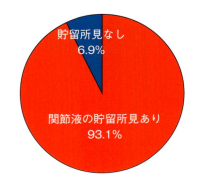

図3 Medial buttressと関節軟骨の厚さの測定方法

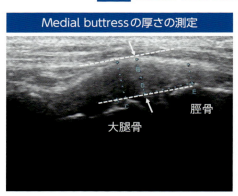

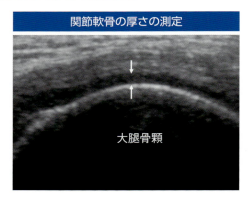

図4 前十字靭帯断裂の罹患期間と大腿骨顆の関節軟骨の厚さとの関係

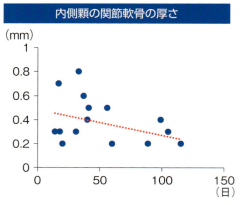

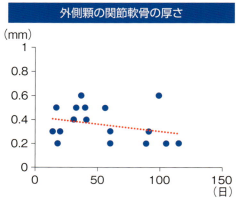

前十字靭帯断裂の罹患日数が長くなるにつれて、内側顆と外側顆の関節軟骨の厚さが減少する傾向が認められた

異常

関節液の貯留所見①
Joint effusion

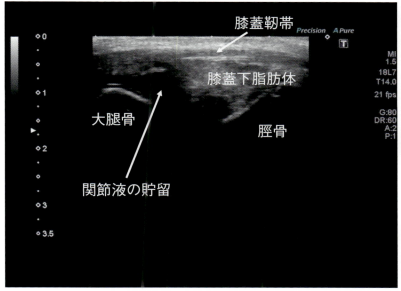
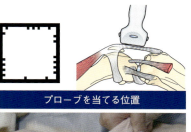
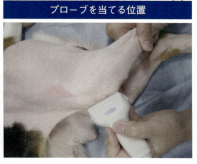
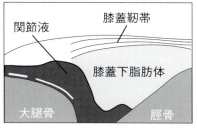

大腿骨顆と膝蓋下脂肪体の間に無エコーで描出される関節液の貯留所見（→）が認められる

関節液の貯留所見②
Joint effusion

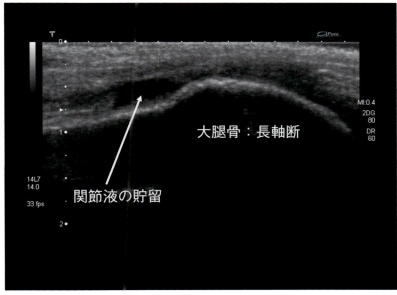
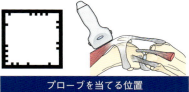
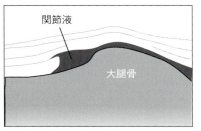

膝蓋骨よりも近位の関節包内に無エコーで描出される関節液の貯留所見（→）が認められる

06 膝関節
Stifle Joint

骨増殖体の形成①
Formation of osteophytes

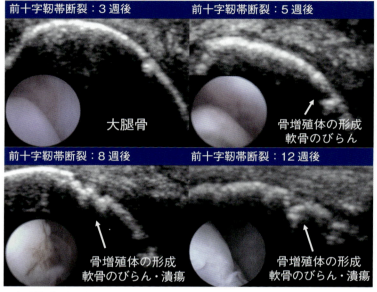
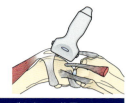

前十字靭帯断裂後に、骨増殖体の形成と軟骨のびらん・潰瘍（→）が経時的に進行している様子が認められる。それらの所見は、関節鏡検査所見ともほぼ一致している

骨増殖体の形成②
Formation of osteophytes

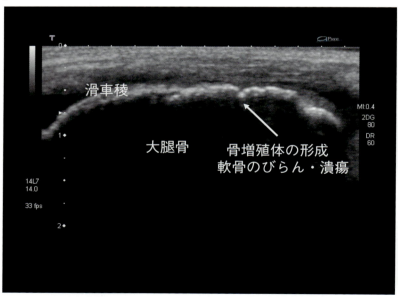
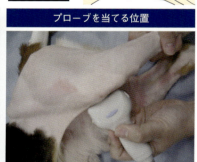
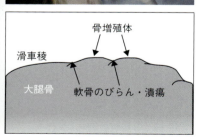

滑車稜の周囲に長軸上にプローブを当てることにより、骨増殖体の形成や軟骨のびらん・潰瘍（→）の有無を評価することができる

異常

骨増殖体の形成③
Formation of osteophytes

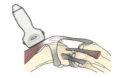

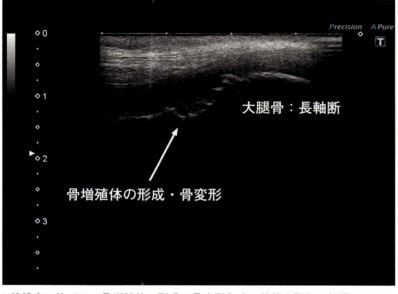

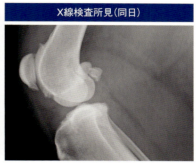

X線検査所見(同日)

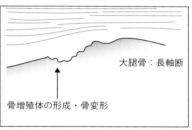

X線検査に比べて、骨増殖体の形成や骨変形(→)の状態を詳細に把握できることがある

関節軟骨のびらん・潰瘍
Erosion and ulceration of articular cartilage

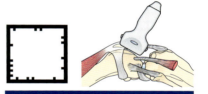

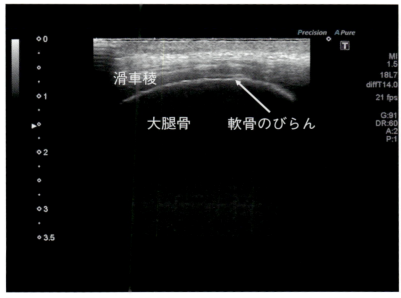

プローブを当てる位置

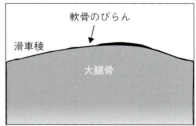

無エコーの関節軟骨の層が薄くなり、表面が不鮮明になっている所見(→)が観察できる

06 膝関節
Stife Joint

膝蓋骨脱臼

膝蓋骨脱臼とは、膝蓋骨が大腿骨の滑車溝から変位する疾患であり、内方脱臼、外方脱臼、そして内外に脱臼する不安定症（動揺症）に分類される。日常の診療現場においては、膝蓋骨内方脱臼の症例に遭遇することが多い。筆者らが、日本における膝蓋骨内方脱臼の罹患率についての疫学的調査（n＝2,770、5,540肢）を行ったところ、19.2％で膝蓋骨内方脱臼が認められた。そのような背景から、本疾患は日本の犬が罹患している最も多い運動器疾患といっても過言ではない。

膝蓋骨脱臼は、触診で容易に診断することが可能で、Singletonのグレード分類によってグレード1から4に重症度を分類することができる（**表1**）。膝蓋骨脱臼の症例では、後肢の間欠的跛行から急性の非負重性の跛行まで様々な跛行を呈し、重症例では大腿骨や脛骨に変形が生じ重度な機能障害を引き起こす[9]。これらの骨形態の変化は、X線検査やCT検査を行うことで、ほぼ正確に把握することができる。

現在までに、獣医学領域において、膝蓋骨脱臼の症例で超音波検査を応用した報告は存在しない。しかし、筆者らが検討を行ったところ、滑車溝の形状、膝蓋骨の大きさ、軟骨欠損の程度、大腿四頭筋群の異常といった膝蓋骨脱臼によって生じる様々な病態を正確に評価できることが明らかになった。そのため、筆者らの施設では膝蓋骨脱臼の病態の把握や、術前評価の目的で、超音波検査を実施している。このような評価を行うことで、手術手技の選択の一助になるかもしれない。

異常

表1 Singletonのグレード分類

グレード	膝蓋骨の脱臼の程度
1	膝蓋骨は正常な位置にあるが、徒手にて強制的に膝蓋骨が脱臼する状態
2	屈伸時に自発的に膝蓋骨が脱臼し、自然に整復できる状態
3	膝蓋骨は常に脱臼しているが、従手にて整復することが可能な状態
4	膝蓋骨は常に脱臼しており、従手による整復も不可能な状態

筆者らは、犬の膝関節領域における超音波検査の測定精度を検討する目的で膝蓋骨の大きさや滑車稜の形状を計測し、X線検査とCT検査から得られた測定値と比較したところ（図1）、超音波検査と他の画像診断ツール間で有意な差は認められなかった（図2）。超音波検査は、CT検査による計測と同等の正確性を有しており、X線検査で評価が困難な滑車溝の深さも簡便に評価できることから、膝蓋骨脱臼に伴う形態異常を把握するための新たな診断ツールとして期待できる。

　超音波検査は、膝蓋骨脱臼に伴う病態も術前に把握することが可能である。筆者らの検討では、膝蓋骨脱臼の重症度が高くなるにつれて、膝蓋骨の大きさが有意に小さくなる傾向が見出された（図2）。また、滑車稜の内外側の高さも、重症化するにつれて有意に低くなる傾向が認められた（図2）。さらに、超音波検査では、X線検査やCT検査では評価することのできなかった、膝蓋骨脱臼に関連した関節軟骨のびらんや内側広筋の異常も評価することが可能であった。このように、超音波検査は膝蓋骨脱臼の病態解析にとっても有用なツールであり、術前計画にも役立てることができる。

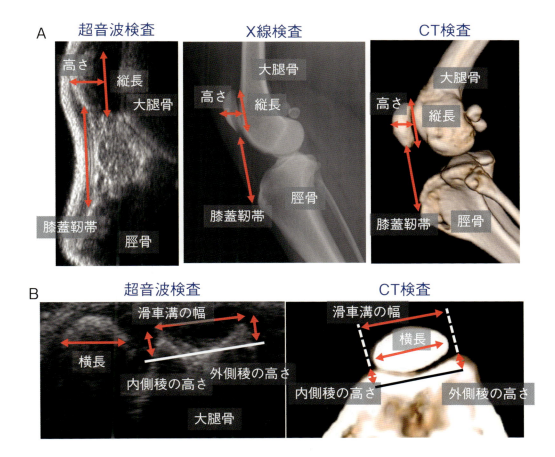

図1 膝関節領域における超音波検査の測定精度の検討

06 膝関節
Stile Joint

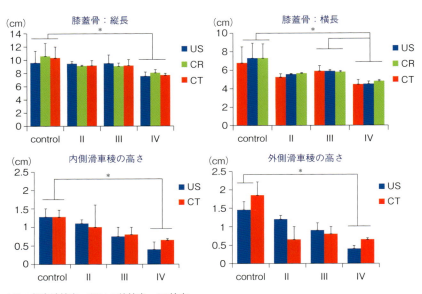

US：超音波検査、CR：X線検査、CT検査
*P＜0.05, paired Newman-keuls-type-test（n＝10）

図2 膝蓋骨脱臼の重症度と画像診断ツール間の計測値のちがい

いずれの測定値も画像ツール間で有意差は認められなかった。超音波検査では、通常のX線検査で評価できない項目も測定することができた。膝蓋骨内方脱臼の症例では、重症度が増すにつれて膝蓋骨の大きさが小さくなり、滑車溝が浅くなる傾向が認められた（森、枝村：2012）

膝蓋骨内方脱臼
Medial Patellar luxation

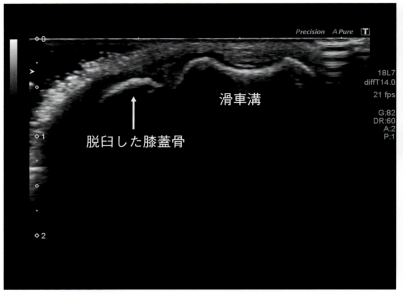

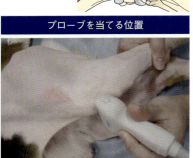
プローブを当てる位置

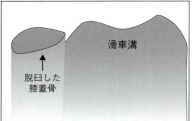

滑車溝に対して短軸方向にプローブを当てると膝蓋骨の位置と滑車溝の形状を把握することができる

膝蓋骨内方脱臼：グレード 2
Medial Patellar luxation：Grade 2

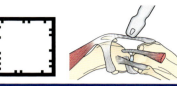

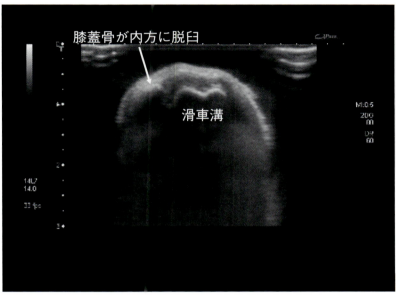

グレード2の症例では、関節を可動させながら超音波検査を行うことで、膝蓋骨が脱臼する状況（→）を動的に確認することができる

膝蓋骨内方脱臼：グレード 4
Medial Patellar luxation：Grade 4

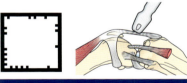

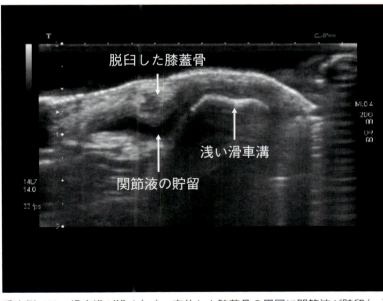

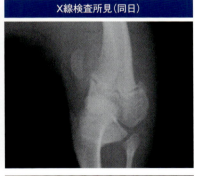

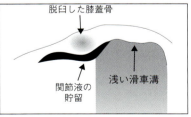

重症例では、滑車溝が浅く（→）、変位した膝蓋骨の周囲に関節液が貯留（→）している様子が確認できる

06 膝関節
Stifle Joint

膝蓋骨外方脱臼：グレード2
Lateral Patellar luxation：Grade 2

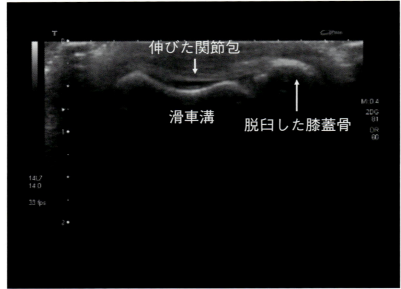
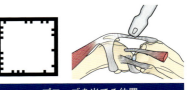
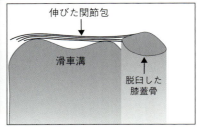

膝蓋骨外方脱臼の症例においても内方脱臼と同様の所見が認められる

膝蓋骨外方脱臼：グレード4
Lateral Patellar luxation：Grade 4

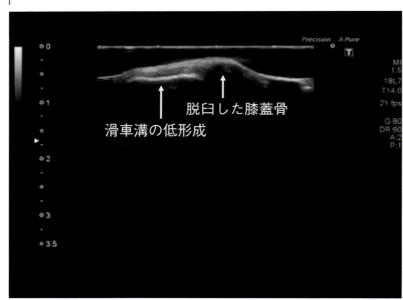
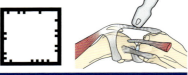
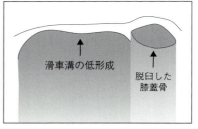

重度の膝蓋骨外方脱臼の症例においては、著しい滑車溝の低形成（→）が認められる。膝蓋骨が外方へと脱臼している所見（→）も得ることができる

異常

滑車溝の低形成①
Trochlear dysplasia

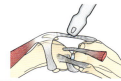

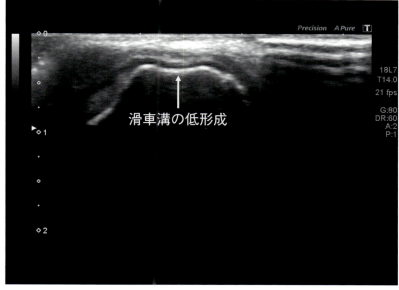

プローブを当てる位置

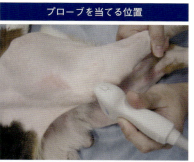

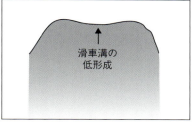

超音波検査では、無麻酔で容易に滑車溝の形状を把握することができる。本症例では、明らかな滑車溝の低形成（→）が認められる

滑車溝の低形成②
Trochlear dysplasia

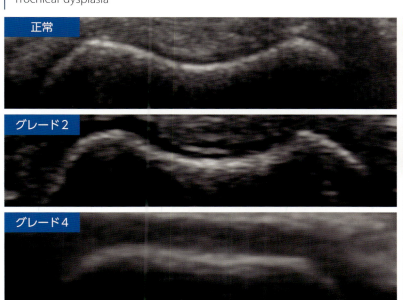

プローブを当てる位置

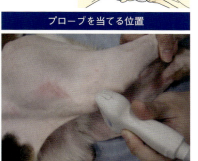

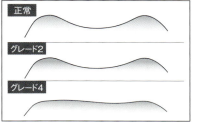

滑車溝の深さは、正常とグレード2では大きな差はないが、グレード4になると顕著に浅くなる

06 膝関節
Stifle Joint

内側滑車稜の変形
Deformation of medial trochlear ridge

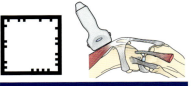
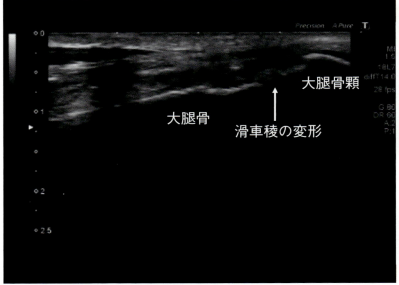
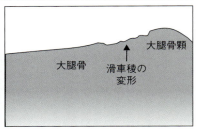

本症例はグレード2の膝蓋骨内方脱臼の症例で、内側滑車稜の近位に変形（→）が認められる

外側滑車稜の変形
Deformation of lateral trochlear ridge

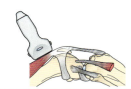
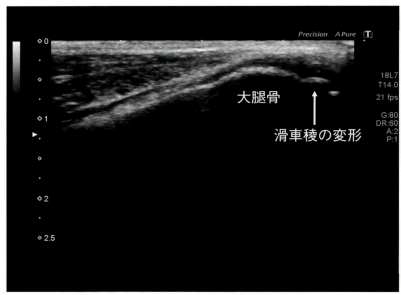
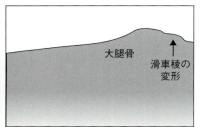

本症例は膝蓋骨外方脱臼の症例で、外側滑車稜の遠位部に変形（→）が認められる

異常

骨増殖体の形成
Osteophytes

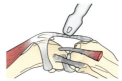
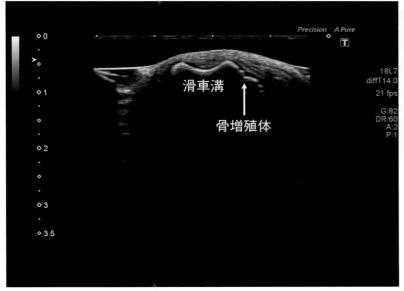
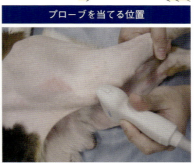

膝蓋骨脱臼の慢性例では、滑車溝の周辺に骨増殖体（→）の形成が認められることがある

関節液の貯留所見
Joint effusion

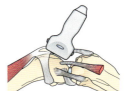
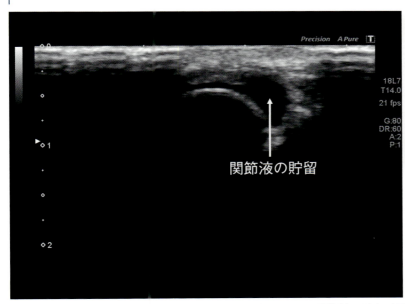
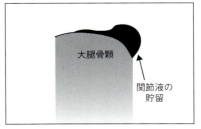

膝蓋骨脱臼の症例の一部においては、関節腔内に無エコーの関節液の貯留所見（→）が認められる

06 膝関節
Stifle Joint

滑車溝形成術後の滑車溝の評価
Evaluation of trochlea groove after the trochlear sulcoplasty

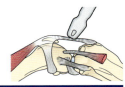

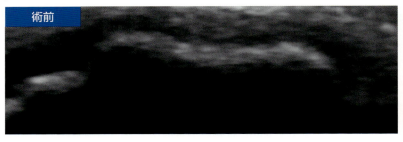

術前

術後

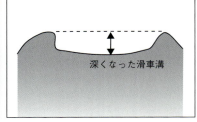

深くなった滑車溝

超音波検査を行うことで、滑車溝形成術後の滑車溝の深さを評価することができる

金属製インプラント設置後の滑車溝の評価
Evaluation of trochlea groove after implantation of metal plate

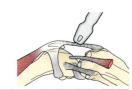

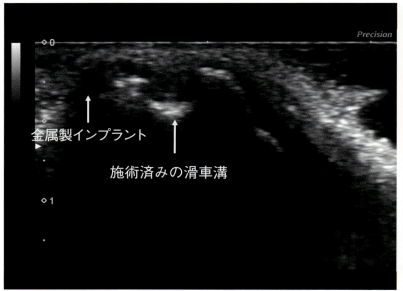

金属製インプラント

施術済みの滑車溝

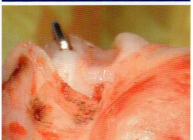

金属製インプラント

施術済みの滑車溝

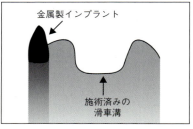

本症例は、膝蓋骨内方脱臼の症例に対しパラガード設置後に外方脱臼が生じた。前回の手術時に滑車溝形成術が行われたか否かを確認するために、術前に超音波検査を行ったところ滑車溝形成術を行っている所見が得られた。これは、術中所見ともきわめて類似しており、再現性が認められた

異常

内側広筋の異常：短軸①
Abnormality of vastus medialis

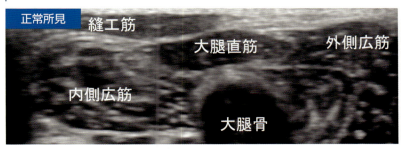
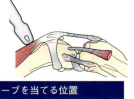
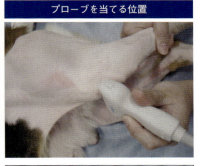

グレード4の膝蓋骨内方脱臼の症例では、内側広筋（→）が高エコーで描出されている。同筋肉の病理組織学的検査を行ったところ、脂肪置換と膠原線維の浸潤が認められた

内側広筋の異常：短軸②
Abnormality of vastus medialis

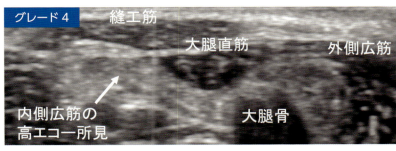
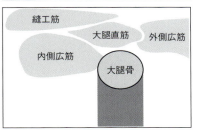
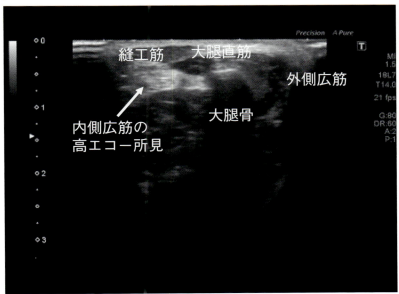
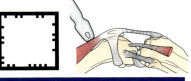
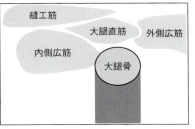

内側広筋に高エコーで描出される異常所見（→）が認められる。本症例は、グレード4の膝蓋骨内方脱臼の症例で、術中に内側広筋の変性が認められた

06 膝関節
Stifle Joint

内側広筋の異常：長軸
Abnormality of vastus medialis

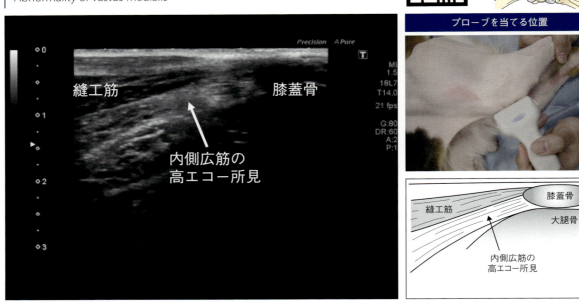

内側広筋の膝蓋骨との付着部において、高エコーで描出される異常所見（→）が認められる。本症例は、グレード4の膝蓋骨内方脱臼の症例で、術中に内側広筋の変性が認められた

異常

正常像

07

足根関節

Tarsal Joint

犬や猫の足根関節の疾患としては、骨折、脱臼・亜脱臼、側副靭帯損傷、底側足根靭帯損傷、総踵骨腱損傷、免疫介在性関節炎を診断する機会が多い。足根関節は、手根関節と同様に多くの骨で複雑に構成され、多数の靭帯や腱が走行している。そのため、正しい解剖の知識を有しているか否かが診断のポイントとなる。超音波検査は、靭帯や腱の描出性に優れており、X線検査で評価が困難な骨折が評価可能なことから、足根関節の疾患の診断への活用が期待される。

07 足根関節
Tarsal Joint

> **超音波検査の主な適応**
>
> - ☑ 足根関節脱臼・亜脱臼
> - ☑ 中足骨骨折
> - ☑ 内側側副靱帯損傷
> - ☑ 総踵骨腱損傷
> - ☑ 関節リウマチを含む免疫介在性関節炎
> - ☑ 足根骨骨折
> - ☑ 趾骨骨折
> - ☑ 外側側副靱帯損傷
> - ☑ 底側足根靱帯損傷（足根間関節の亜脱臼）
> - ☑ 変形性関節症   など

足根関節の解剖

　足根関節は、脛骨、腓骨、足根骨、中足骨によって形成される複関節で、主に屈曲と伸展の動きをする関節である（図1）[1]。足根関節は、足根下腿関節、足根間関節、足根中足関節から構成されている。これらのなかで最も可動性があるのは足根下腿関節であり[1]、足根間関節の可動範囲は狭く限られている。足根中足関節は、足根骨と中足骨からなる関節で、この関節も動きが制限されている。踵骨には総踵骨腱が付着しており、足根下腿関節の伸展機構として重要な役割をなしているだけでなく、犬や猫が趾行性歩行をするのに不可欠である。足根関節の側面には、内側側副靱帯と外側側副靱帯があり（図1）[1]、外反と内反の動きを制御している。足根関節の底側には底側足根靱帯が走行しており（図1）[1]、足根間関節の安定性を担っている。足根関節から肢端にかけての背側面には長趾伸筋腱や外側趾伸筋腱が、底側には浅趾屈筋腱や深趾屈筋腱が走行しており、趾の屈伸運動に関与している[1]。

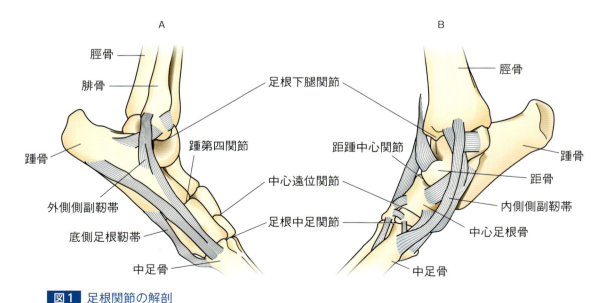

図1 足根関節の解剖
A：外側観、B：内側観

基本的なプローブ操作

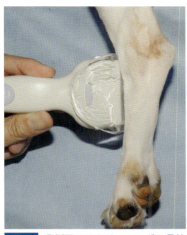

図2 背側面のスクリーニング：長軸
足根関節の背側面で長軸方向にプローブを当てると、下腿骨、足根骨、中足骨からなる足根関節の背側面をスクリーニングすることができる

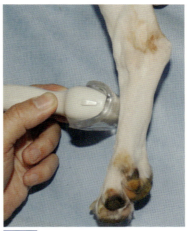

図3 背側面のスクリーニング：短軸
足根関節の背側面で短軸方向にプローブを当てると、足根骨や中足骨の構造を横断的に評価することができる

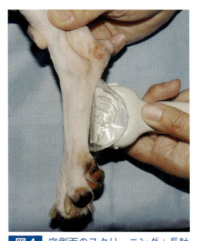

図4 底側面のスクリーニング：長軸
足根関節の底側面で長軸方向にプローブを当てると、底側足根靭帯、浅趾屈筋腱、深趾屈筋腱などを描出することができる

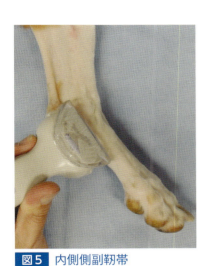

図5 内側側副靭帯
足根関節の内側面で、内側側副靭帯の走行に沿ってプローブを当てると、靭帯の走行と形状を確認することができる

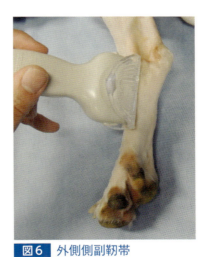

図6 外側側副靭帯
足根関節の外側面で、外側側副靭帯の走行に沿ってプローブを当てると、靭帯の走行と形状を確認することができる

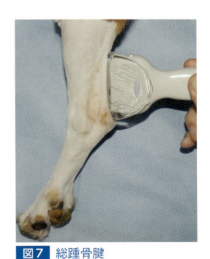

図7 総踵骨腱
足根関節の近位尾側にて、長軸方向にプローブを当てると、踵骨に終止する総踵骨腱を評価することができる

07 足根関節
Tarsal Joint

足根関節の正常所見

足根関節：全体像①
Tarsal joint

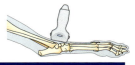
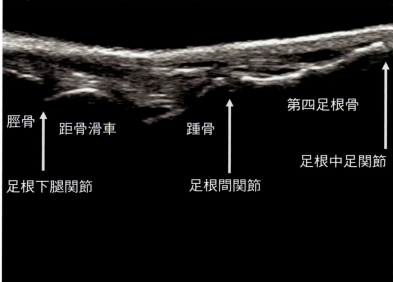
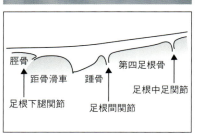

足根関節の背側面でプローブを長軸方向に当てると、足根関節を構成する各骨と、足根下腿関節（→）、足根間関節（→）、足根中足関節（→）を描出することができる

足根関節：全体像②
Tarsal joint

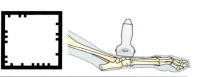
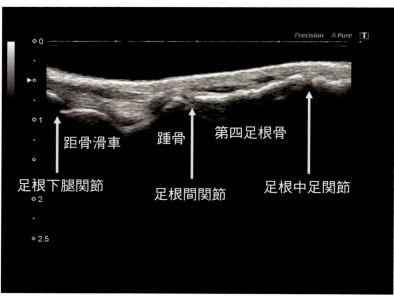
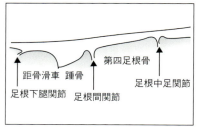

プローブを遠位および近位に向かって走行させると、足根関節の全体をスクリーニングすることができる

足根下腿関節：屈伸動作
Tarsocrural joint

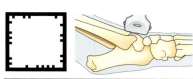

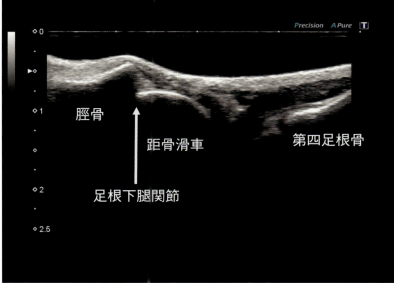

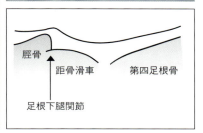

プローブを長軸方向に当てながら足根関節を屈伸させると、足根下腿関節（→）の状態を動的に評価することができる

足根中足関節
Tarsometatarsal joint

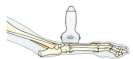

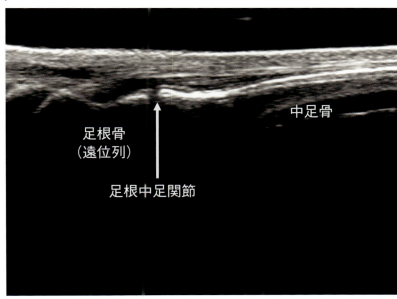

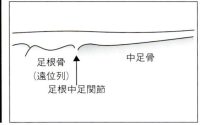

足根骨遠位列と中足骨で構成される足根中足関節（→）の構造を観察することができる

07 足根関節
Tarsal Joint

中足骨：長軸
Metatarsal bone

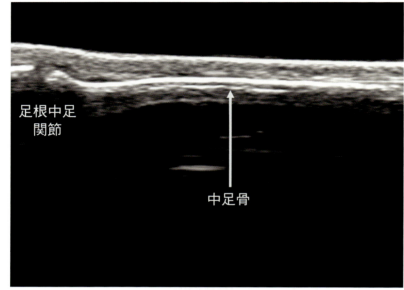
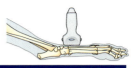
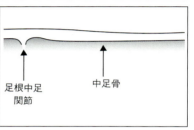

中足骨の直上で、プローブを遠位に向かって走行させると、中足骨（→）の表面をスクリーニングすることができる

中足骨：短軸
Metatarsal bone

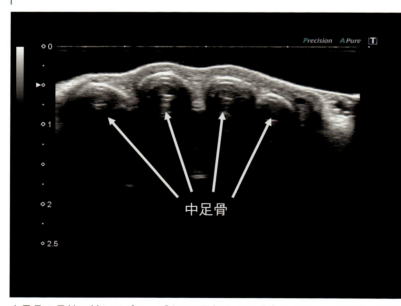
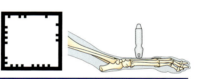
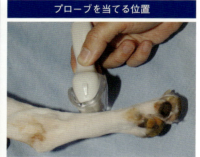
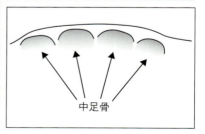

中足骨の長軸に対してプローブを90°回転させて滑走させると、4本の中足骨（→）を同時に評価することができる

内側側副靭帯
Medial collateral ligament

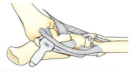

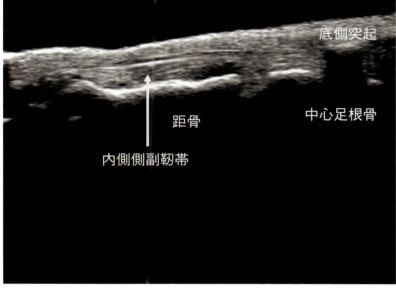

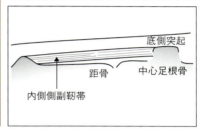

足根関節の内側で内側側副靭帯（→）の走行に沿ってプローブを当てると、靭帯の走行と形状を評価することができる

外側側副靭帯
Lateral collateral ligament

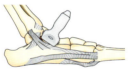

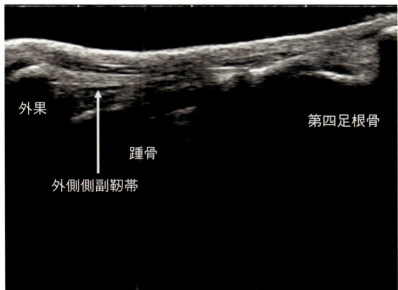

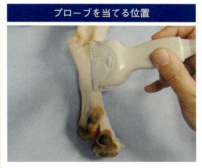

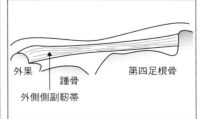

足根関節の外側で外側側副靭帯（→）の走行に沿ってプローブを当てると、靭帯の走行と形状を評価することができる

07 足根関節
Tarsal Joint

底側足根靭帯
Plantar tarsal ligament

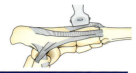
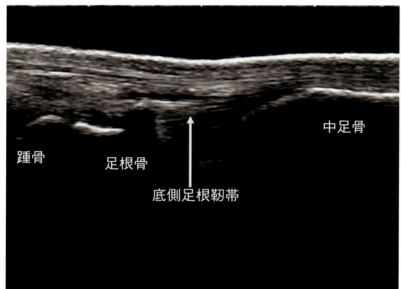
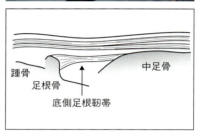

足根関節の底側で長軸方向にプローブを当てると、底側足根靭帯（→）を描出することができる

浅趾屈筋腱・深趾屈筋腱
Superficial and deep digital flexor muscle tendons

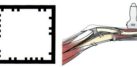
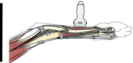
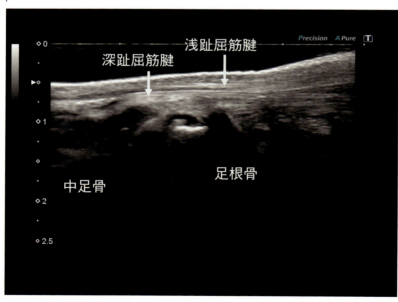
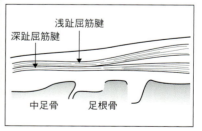

プローブを底側に当てながら、趾を屈伸させると、浅趾屈筋腱（→）と深趾屈筋腱（→）が滑走する様子を動的に観察することができる

正常

腓腹筋：起始部
Gastrocnemius muscle

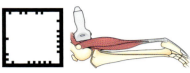

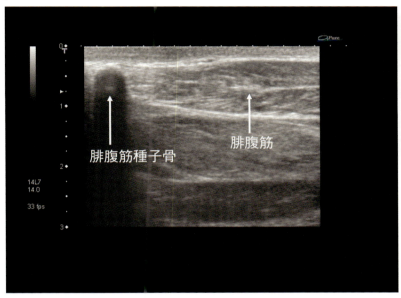

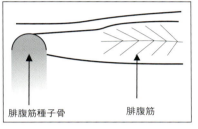

膝関節の尾側にプローブを当てると、腓腹筋種子骨（→）を含む腓腹筋（→）の起始部を描出することができる

総踵骨腱：中央部
Common calcaneal tendon

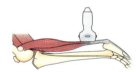

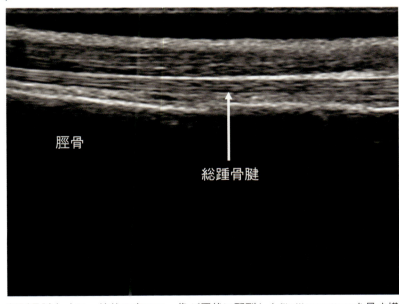

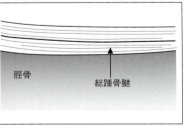

総踵骨腱（→）は、線状の高エコー像が層状に配列したfibrillar patternを呈す構造物として描出される

07 足根関節
Tarsal Joint

総踵骨腱：付着部
Common calcaneal tendon

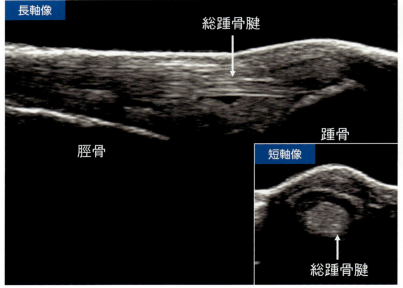
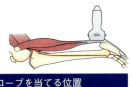
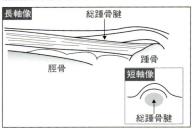

踵骨に付着する総踵骨腱（→）を観察することができる。短軸像では、比較的均一で高エコーの像として描出される

総踵骨腱：全体像
Common calcaneal tendon

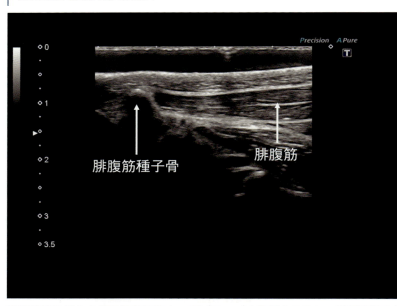
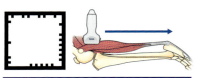
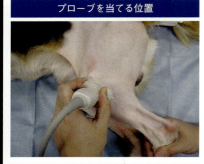
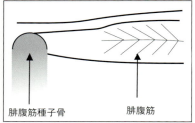

腓腹筋種子骨から踵骨隆起に向かってプローブを走行させると、総踵骨腱の全体像を把握することができる

正常

異常像

07 足根関節
Tarsal Joint

総踵骨腱の損傷
免疫介在性関節炎
骨軟骨異形成症

07 足根関節
Tarsal Joint

総踵骨腱の損傷

総踵骨腱は、腓腹筋腱（猫では踵骨腱としてヒラメ筋の腱部も含む[3]）、大腿二頭筋・半腱様筋・薄筋の共通腱、そして浅趾屈筋腱からなる強靭な腱で、腓腹筋腱が最も重要な機能を担っている[2]。スポーツなどの外傷や、走行中に地面を足底部で強く踏み込んだ際に、腱部が断裂もしくは踵骨から剥離する[2]。日本においては、シェットランド・シープドッグやスピッツでの発生が多い傾向がある。小型犬では、トリミング時にバリカンで腱部を損傷することによって生じることがある。

総踵骨腱が損傷している症例では、踵を地面に着く、いわゆる「べた足」という姿勢が認められる（図1）。これらの腱部の損傷は、視診、触診、X線検査にて行うのが一般的だが、いずれの検査においても腱部の断裂や剥離の状況を直接確認することはできない。そのような背景から、最近では、これらの腱の損傷の診断に超音波検査が導入されている。腱部が損傷している場合には、fibrillar pattern を示す線維の走行が途切れていたり、無～低エコーの領域が混在したりする像が認められる[4]。エラストグラフィーを用いることで、腱の硬さや張力を把握することも可能である。これは、他の画像診断法にはない最も有利な点である。そのような背景から、医学領域では、保存療法と外科療法の選択や、外固定を抜去するタイミングを決定するためにも、超音波検査が用いられている。

異常

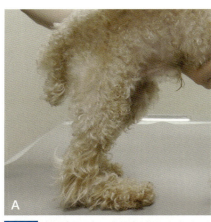 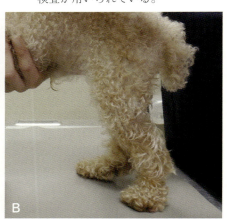

図1 総踵骨腱の断裂が認められた犬の外貌
A：患肢側では、踵までが地面に着く、いわゆる「べた足」が認められる
B：健常側では、そのような異常は認められない

総踵骨腱の損傷①
Injury of common calcaneal tendon

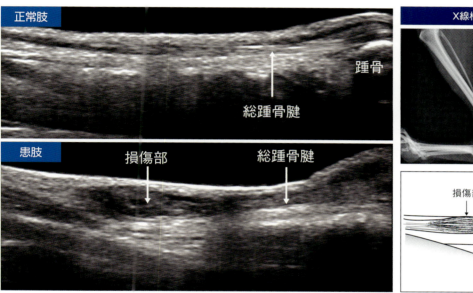
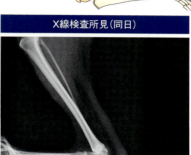
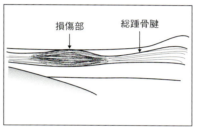

総踵骨腱が損傷している症例では、正常の腱部で認められるfibrillar patternが消失し、無～低エコーの領域が混在する所見（→）が認められる

総踵骨腱の損傷②
Injury of common calcaneal tendon

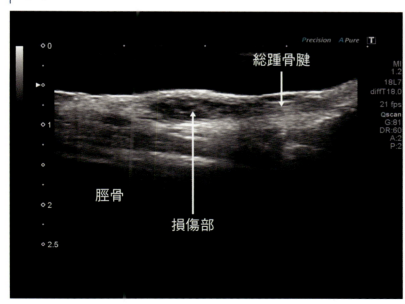
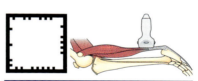
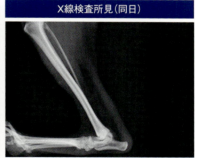
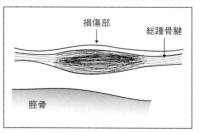

足根関節を屈伸させながら観察をすると、総踵骨腱が損傷部（→）にて完全に断裂しているか否かを確認することができる（前図と同症例）

07 足根関節
Tarsal Joint

総踵骨腱の損傷③
Injury of common calcaneal tendon

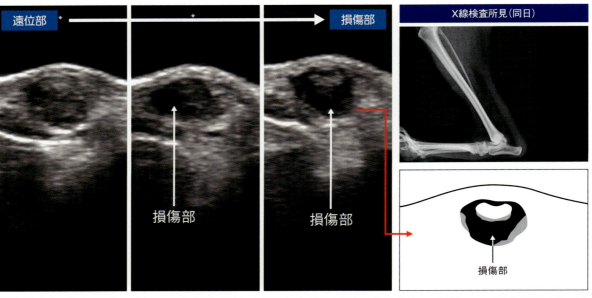

損傷部では、不均一で無〜低エコーの領域が混在する像(→)が認められ、比較的均一で高エコーの腱部が細くなっている

総踵骨腱の損傷④
Injury of common calcaneal tendon

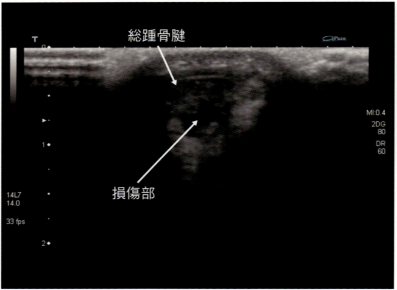

プローブを走査することで、正常な腱部から損傷部まで連続的に評価することができる(前図とは別症例の短軸像)。損傷部では、不均一で無〜低エコーの領域が混在する像(→)が認められる

総踵骨腱の損傷⑤
Injury of common calcaneal tendon

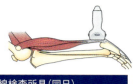

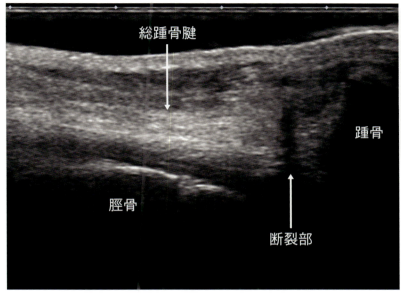

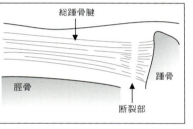

総踵骨腱の付着部の近くに無エコーの断裂所見（→）が認められる

総踵骨腱の損傷⑥
Injury of common calcaneal tendon

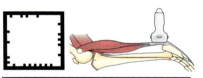

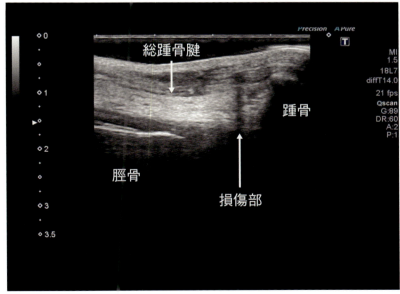

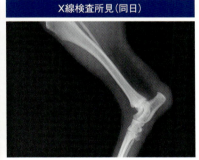

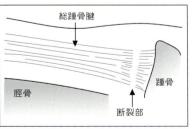

腱部を長軸方向でスクリーニングすると一部の線維に連続性が認められる（前図と同症例）。足根関節を屈伸させることで腱の緊張性も評価することができる

異常

07 足根関節
Tarsal Joint

総踵骨腱の損傷⑦
Injury of common calcaneal tendon

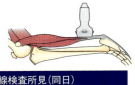
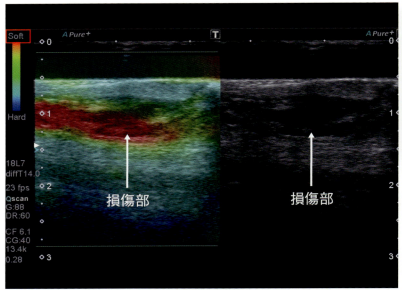
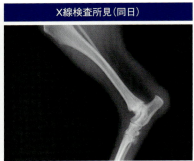

エラストグラフィーを用いた腱の硬さの評価。損傷部(→)では、赤で示すように腱の硬さが失われている

総踵骨腱の治癒
Healing of common calcaneal tendon

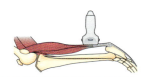
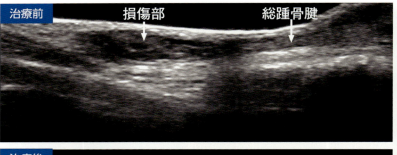
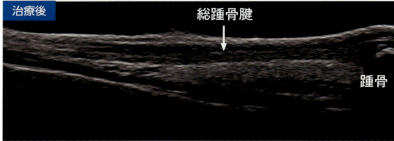
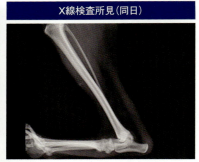
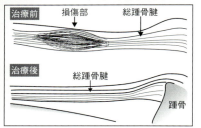

超音波検査を行うことにより、総踵骨腱の治癒の状況を確認することができる

異常

免疫介在性関節炎

　免疫介在性関節炎とは、免疫複合体を中心とする自己免疫が関節を構成する組織を標的にして炎症を引き起こす非感染性関節炎である[5~7]。免疫介在性関節炎は、関節軟骨の破壊を引き起こさない「非びらん性関節炎」と、破壊を引き起こす「びらん性関節炎」に分類される[5~7]。非びらん性関節炎には、全身性エリテマトーデス、リンパープラズマ細胞性滑膜炎、多発性関節炎・多発性髄膜炎症候群、特発性非びらん性多発性関節炎などが含まれる[5, 7]。一方、びらん性関節炎には、関節リウマチ（RA）などが含まれる[5, 7]。免疫介在性関節炎の診断を行う際には、血液検査や関節液検査が主に行われている。医学領域では、関節炎の程度や治療効果の判定に超音波検査が用いられている。近年では、犬や猫においても免疫介在性関節炎の診断に超音波検査が導入されはじめている。

免疫介在性関節炎
Immune mediated arthritis

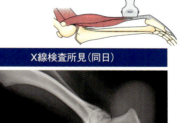

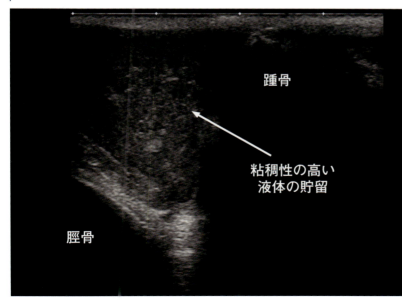

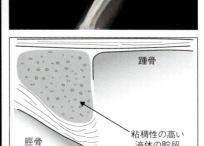

踵骨の周囲に生じた腫瘤状病変の内部に、高エコーの液体が貯留（→）している様子が確認できる

07 足根関節
Tarsal Joint

骨軟骨異形成症

骨軟骨異形成症（Osteochondrodysplasia）とは、折れ耳のスコティッシュ・フォールドで発生する遺伝性疾患である[3]。耳の形状に関与する遺伝子の組み合わせがFD/FDまたはFD/fdの場合には折れ耳となり、fd/fdの場合には立ち耳となる。このように、耳の形状は優性遺伝するため、折れ耳遺伝子である「FD」を有している個体では折れ耳となる。本疾患は、この「FD」の遺伝子を保有している場合に発生する。そのため、折れ耳のスコティッシュ・フォールド同士を交配させたときには高率で本疾患が発生する。筆者は、折れ耳のマンチカンにおいても、本疾患を経験している。多くの場合は若齢から発症し、主に足根骨や中足骨を中心に外骨性の骨増殖が生じる。手根関節、肘関節、膝関節にも同様の骨増殖が認められる場合もある。無症状の場合もあるが、進行すると慢性痛や跛行の原因となる。

本疾患は、X線検査を行うことで確定的な診断を行うことができる（**図1**）。超音波検査は、骨腫瘍との鑑別を行ううえで有用かもしれない。一般的に、骨軟骨異形成症の症例では、ドプラ検査で増生骨の周囲に血流を認めることは少なく、軟部組織の腫脹もほとんど認められない。また、増生した骨組織が、靱帯・腱・関節に影響を及ぼしているか否かを評価したいときにも、超音波検査が有効である。

異常

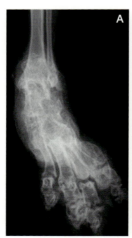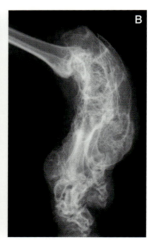

図1 スコティッシュ・フォールドの骨軟骨異形成症におけるX線検査所見

A：前後像　B：側面像
足根関節に、著しい外骨性の骨増殖が認められる

骨軟骨異形成症①
Osteochondrodysplasia

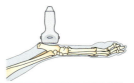

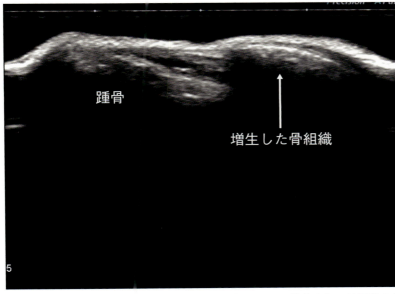

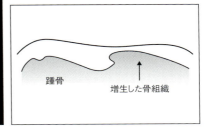

骨軟骨異形成症の症例では、主に足根関節に無エコーで描出される外骨性の骨増殖（→）が認められる

骨軟骨異形成症②
Osteochondrodysplasia

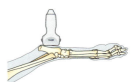

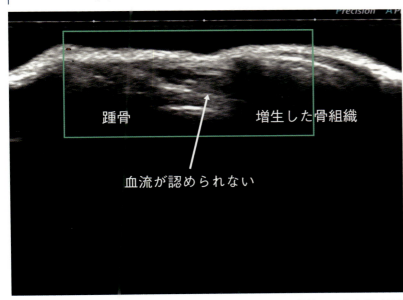

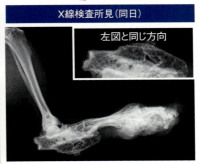

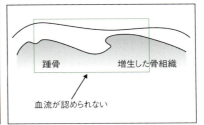

パワードプラにて病変部の評価を行っているところ。一般的に、本疾患では増生した骨組織の周辺にはほとんど血流が認められない（→）

エコー DE
運動器疾患
Musculoskeletal Ultrasonography in Dogs and Cats

08

骨折

Fracture

08 骨折
Fracture

骨折

　骨は、超音波を反射し、ほとんど通さないため、骨の表面にある骨膜だけが高エコーの線状像として描出される（**図1A**）[1, 2]。一般的に、骨折の症例では高エコーの骨膜の連続性が失われた像として認められる（**図1B**）。超音波検査では、プローブを操作することで、様々な角度から骨を観察することができるため、X線検査では把握できないような微小な亀裂骨折も確認することができる。また、超音波検査を行うことで、骨折部周辺の軟部組織の損傷の程度や血腫の有無も把握することができる。さらに、超音波検査は、X線検査では評価することのできない仮骨の形成を早期から描出することができ、骨癒合に重要な血流の有無も観察することができることから治癒過程の評価にも有用である。とくに、遷延癒合や癒合不全の症例では、このような所見の有無を評価することができるため、超音波検査は新たな画像診断ツールとして注目されている。

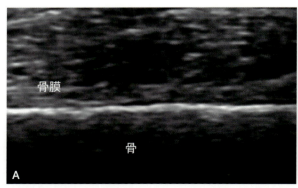 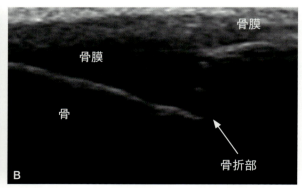

図1 正常な骨と骨折の症例の超音波検査所見のちがい
A：正常な骨。高エコーで線状の骨膜が直線状に描出されている
B：骨折の症例。高エコーで描出されている骨膜の連続性が失われ段差が生じている

橈骨骨折①
Radius fracture

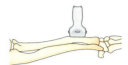

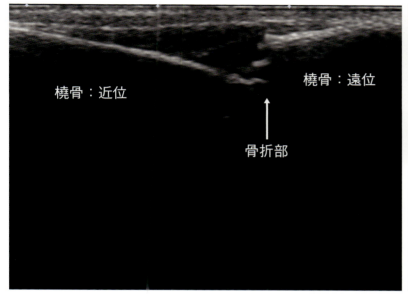

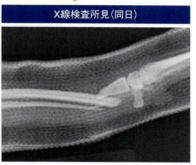

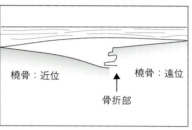

橈骨の長軸方向にプローブを当てると、高エコーで描出される骨膜の連続性が失われた像として骨折部（→）を確認することができる

橈骨骨折②
Radius fracture

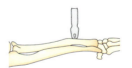

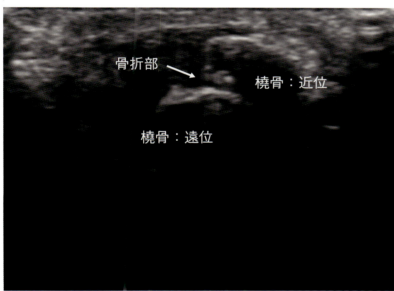

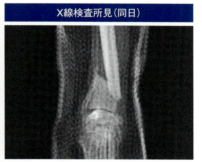

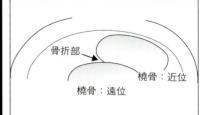

骨折部（→）で短軸方向にプローブを当てると、骨折片同士が重なった像が得られる

08 骨折
Fracture

橈骨骨折③
Radius fracture

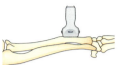
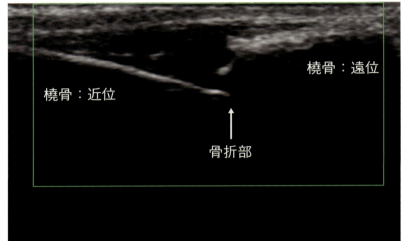
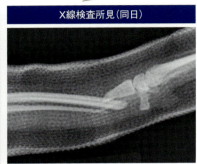
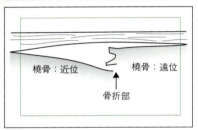

パワードプラで骨折部（→）周辺の血流を観察しているところ。本症例では、骨折部周辺に血流がほとんど認められない

橈骨骨折：整復後
Radius fracture：After reduction

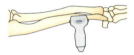
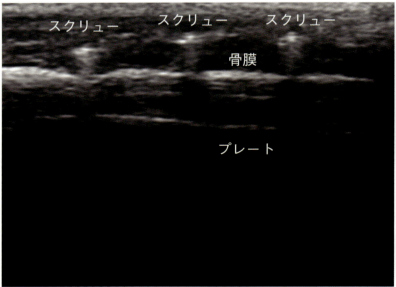
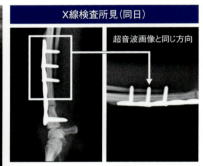
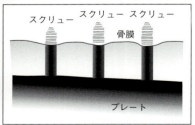

プレートを避けるようにしてプローブを当てると、X線検査では観察が難しいプレート下の骨を評価することができる

158

橈骨骨折：仮骨①
Radius fracture：Callus

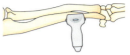

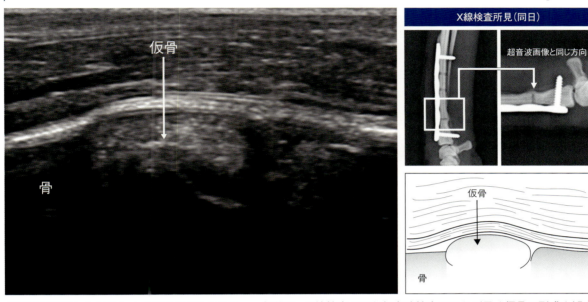

骨折部に膨隆した仮骨（→）の形成が認められる。一般的に、X線検査よりも超音波検査のほうが早く仮骨の形成を観察することができる

橈骨骨折：仮骨②
Radius fracture：Callus

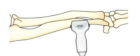

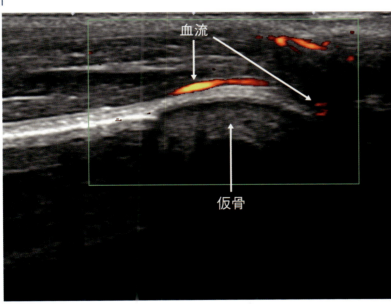

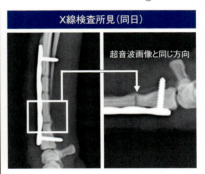

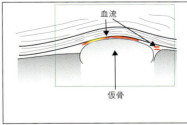

カラードプラやパワードプラを用いることで、仮骨（→）周辺における血流（→）の有無を確認することができる

08 骨折
Fracture

橈骨骨折：癒合不全①
Radius fracture：Nonunion

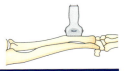
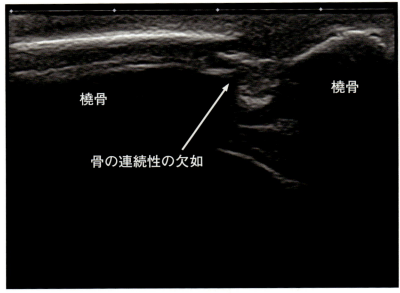
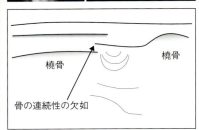

橈骨の皮質の連続性が失われている（→）。骨折部周辺には感染を疑うような漿液の貯留は認められない。一方で、仮骨の増生も確認できない

橈骨骨折：癒合不全②
Radius fracture：Nonunion

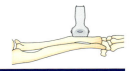
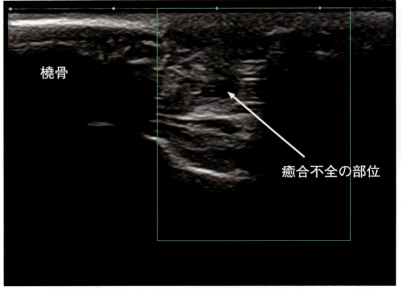
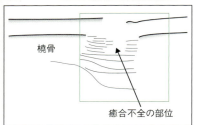

カラードプラやパワードプラを用いて血流の有無を確認したところ、活動的な炎症を示す血管の増生は認められなかった。また、骨形成を促す血流の存在も確認できなかった。このような所見は、生物学的無活性型の癒合不全（→）の場合に認められる

中手骨骨折①
Metacarpal fracture

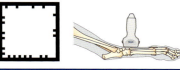

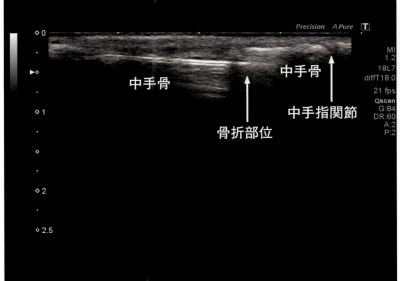

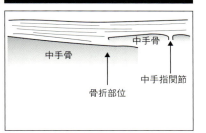

中手骨のように多数の骨が重なっている部位での骨折は、X線検査で評価が難しいことがある。超音波検査を行うことで、中手骨骨折(→)の有無を1本ずつ確認することができる

中手骨骨折②
Metacarpal fracture

 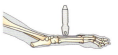

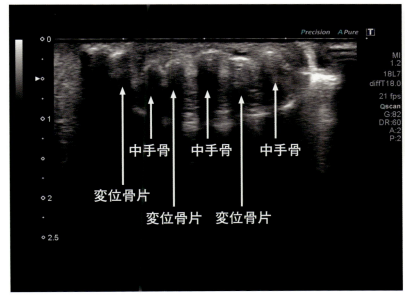

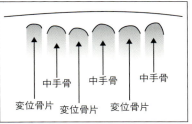

短軸方向にプローブを当ててスクリーニングをすると、それぞれの骨片の位置(→)や軟部組織の状態を確認することができる

08 骨折
Fracture

大腿骨骨頚部骨折①
Femoral neck fracture

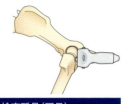

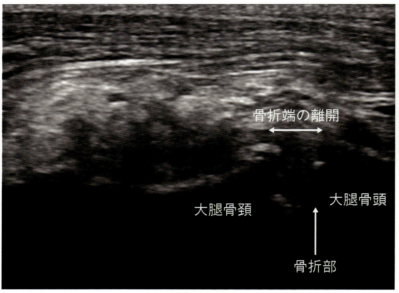

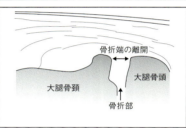

超音波検査を行うと、X線検査ではわかりにくい大腿骨頚の骨折部(→)を観察することができる。後肢を動かしながら観察すると、骨折部の安定性を評価することができる

大腿骨骨頚部骨折②
Femoral neck fracture

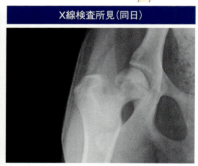

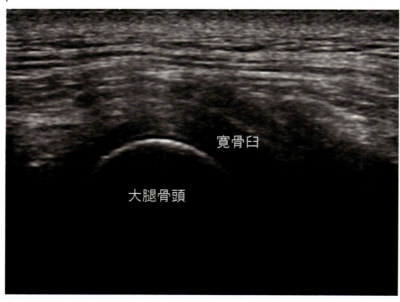

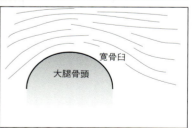

本症例では、股関節の整合性は維持されていた。このように、骨折部周辺の関節への影響も確認することができる

大腿骨骨幹部骨折：整復後①
Femoral diaphyseal fracture：After reduction

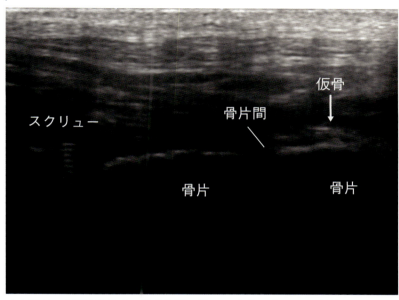

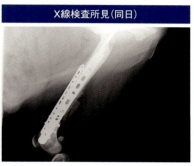

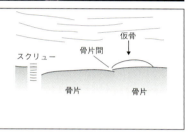

本症例は、大腿骨骨幹部の粉砕骨折に対してダブルプレートで整復した症例である。このような症例では、X線検査で癒合の状態が評価しにくい。超音波検査を行うことで、仮骨（→）の形成も含め癒合の状態を確認することができる

大腿骨骨幹部骨折：整復後②
Femoral diaphyseal fracture：After reduction

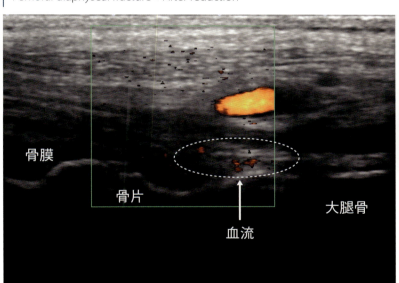

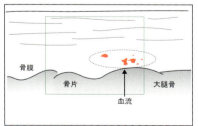

パワードプラを適用したところ、骨膜の表面に血流（→）を確認することができた

08 骨折
Fracture

脛骨骨幹部骨折：整復後①
Tibial diaphyseal fracture：After reduction

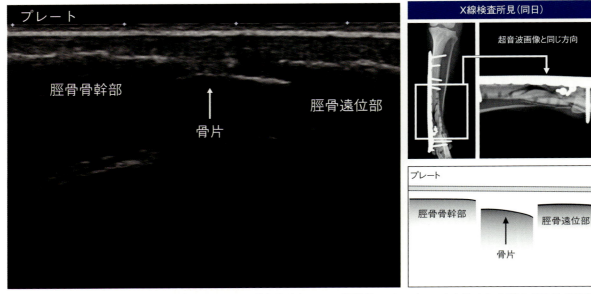

脛骨骨幹部粉砕骨折の症例に対しプレートによる整復術を行って、段階的にインプラントを抜去した際の超音波検査所見。プレート下の骨折の形状（→）を観察することができる

脛骨骨幹部骨折：整復後②
Tibial diaphyseal fracture：After reduction

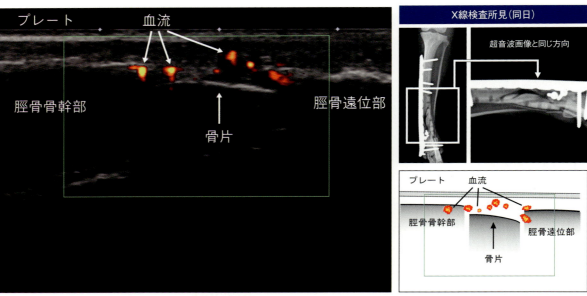

パワードプラを用いて、骨折部周辺の血流を確認しているところ。良好な血流（→）が認められる

脛骨高平部水平化骨切り術後①
After tibial plateau leveling osteotomy

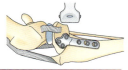

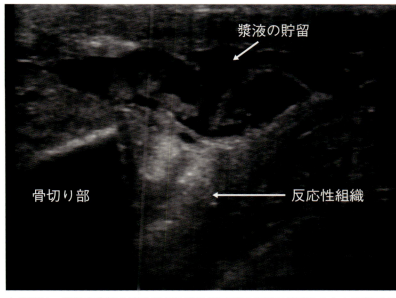

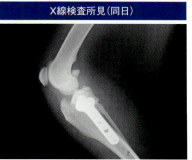

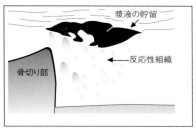

本症例は、脛骨高平部水平化骨切り術の後に漿液の漏出が認められた症例である。超音波検査を行ったところ、骨切り部の周辺に反応性組織（→）と漿液の貯留（→）が認められた

脛骨高平部水平化骨切り術後②
After tibial plateau leveling osteotomy

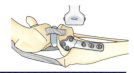

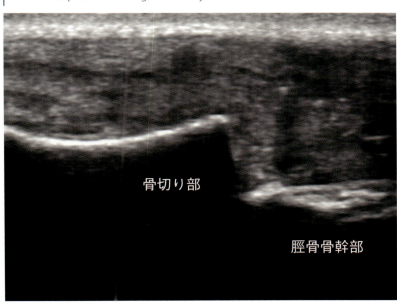

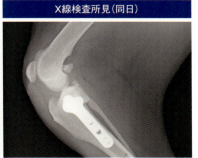

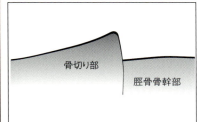

前症例の治療後の同部位の超音波検査所見。反応性組織と漿液の貯留が消失している。超音波検査は、このような軟部組織の治療経過の観察に有効である

08 骨折
Fracture

プレート固定後感染①
Infection after plate fixation

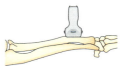
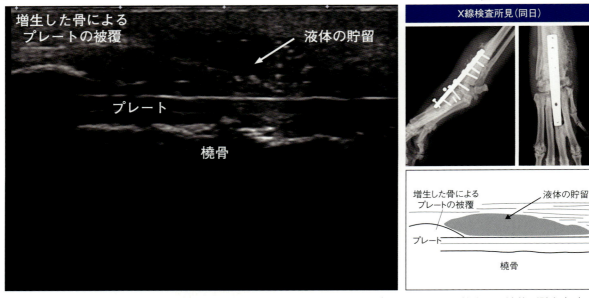

本症例は、プレート固定後に多剤耐性菌による感染が生じた症例である。プレートに沿って筋肉下に液体が貯留（→）している様子が確認できる

プレート固定後感染②
Infection after plate fixation

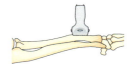
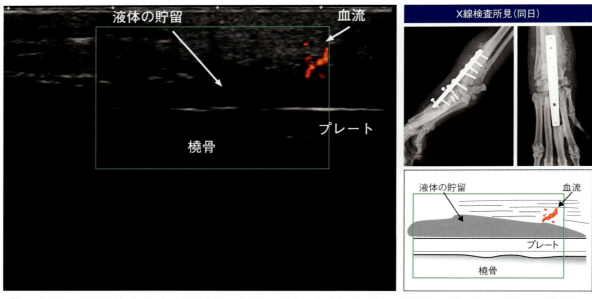

プレートの周辺には液体が貯留（→）しており、その周囲は血流（→）が旺盛な組織に覆われている。感染が活動的な状態であることが確認できる

09

骨軟部腫瘍

Bone and Soft tissue Tumors

09 骨軟部腫瘍
Bone and Soft tissue Tumors

骨軟部腫瘍

　犬の運動器領域で最も発生の多い腫瘍は骨肉腫であり、筋骨格系腫瘍の約85％を占める[1]。骨肉腫はとくに大型犬での発生が多く、その発生中央年齢は7歳齢である[1]。犬における骨肉腫の好発部位は、上腕骨近位、橈骨遠位、大腿骨遠位、脛骨近位であり、とくに上腕骨近位と橈骨遠位で発生が多い傾向がある[1]。骨肉腫は、軸性骨格においても稀に生じる。犬の骨肉腫は、肺転移が高率で生じるため、同時に肺転移の有無も診断すべきである。犬の付属骨格の腫瘍で2番目に多いのが軟骨肉腫であり、その発生率は筋骨格系腫瘍の5〜10％とされている[1]。最近になり、跛行の原因となる腫瘍として、組織球性肉腫の症例に遭遇することが少なくない。組織球性肉腫は、フラットコーテッド・レトリーバーやバーニーズ・マウンテン・ドッグでの発生が多い傾向がある。組織球性肉腫は、経験的に肩関節や膝関節で診断する機会が多い。組織球性肉腫と診断した際には、すでに腹腔内臓器に転移していることが少なくないため、腹部の画像診断も同時に行うことを推奨する。その他に犬で発生する骨軟部腫瘍として、線維肉腫、血管周囲腫、横紋筋肉腫、未分化肉腫などがある。

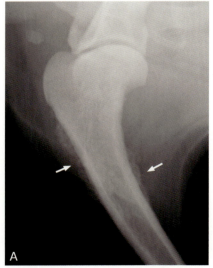 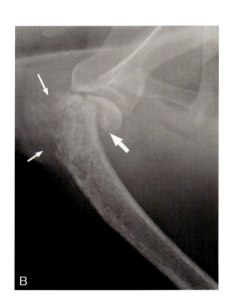

図1 骨腫瘍の症例におけるX線検査所見
A：骨膜反応を認める（→）
B：骨融解（→）と病的骨折（➡）を認める

猫では付属骨格の腫瘍の発生は稀であり、そのほとんどは悪性である[2]。猫で最も多い骨腫瘍は骨肉腫である[1, 2]。猫の骨肉腫は犬よりもやや高齢で生じ、その発生中央値は8歳齢もしくは8.5歳齢である[1]。猫の骨肉腫は、犬に比べて肺転移する割合が少ないとされている。次いで、猫で発生の多い骨軟部腫瘍は、線維肉腫と軟骨肉腫である[2]。その他には、脂肪肉腫、未分化肉腫、巨細胞腫、多発性骨髄腫、リンパ腫の発生が報告されている[2]。

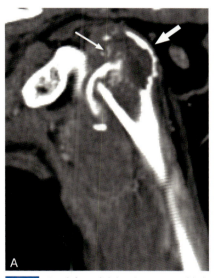
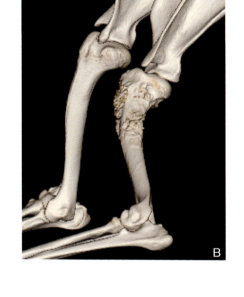

図2 骨腫瘍の症例におけるCT検査所見
A：皮質の菲薄化（➡）や骨融解（→）を認める
B：CT検査を行うと、3次元で骨の状態を評価することが可能となる

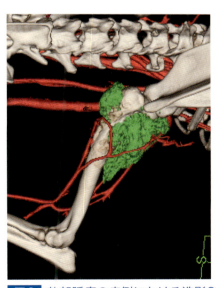

図3 軟部腫瘍の症例における造影CT検査所見
造影CT検査を行うことにより、軟部組織に発生した腫瘍と骨の関係を3次元で確認することができる

09 骨軟部腫瘍
Bone and Soft tissue Tumors

　骨軟部腫瘍を疑う症例で画像診断を行う際には、X線検査にて骨の形状や変化を評価することからはじめる。骨皮質の菲薄化、骨融解像、骨膜反応が認められたときには、骨腫瘍の存在が考えられる（図1）。骨軟部腫瘍を疑った場合には、必ず胸部のX線検査も行って肺転移の有無を確認する。CT検査を行うと、骨の状態をより詳細に評価することができる（図2）。また、軟部組織由来の腫瘍についても、その由来から骨への影響について3次元で評価することが可能である（図3）。また、全身をスクリーニングすることで、肺転移だけでなく、腹腔内臓器への転移も確認することができる。このように、CT検査は、骨軟部腫瘍の診断にきわめて有効である。

　骨軟部腫瘍の診断には、超音波検査も用いることができる。骨腫瘍の症例においては、皮質の連続性を評価することで骨融解の有無を診断することができる（図4）。軟部腫瘍の診断感度は、X線検査よりも超音波検査のほうが高く、腫瘍の形状や広がりを評価するのに大いに役立つ。また、カラードプラやパワードプラを使用することで、リアルタイムに血流を確認できることが超音波検査の最大の利点である。そのため、針生検やコア生検を行う際には、超音波ガイド下で行うことにより、安全にかつ確実に病変部を採取することが可能となる。ここでは、骨軟部腫瘍の超音波検査所見を他の画像診断所見と併せて紹介する。

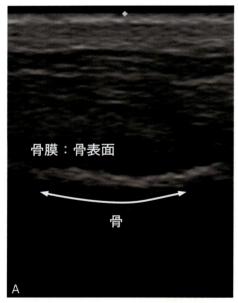

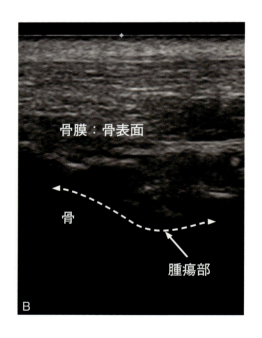

図4 超音波検査における骨表面の観察
A：正常の骨。高エコーで線状の骨膜が直線状に描出されている
B：骨腫瘍の症例。骨皮質が破壊されて骨融解がある場合には、骨表面の不整や皮質の連続性が欠如した所見が認められる

骨肉腫①
Osteosarcoma

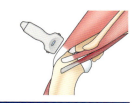

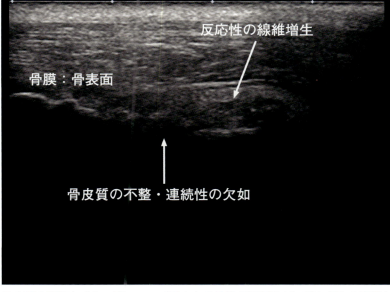

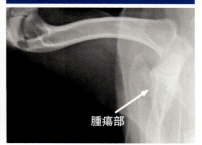

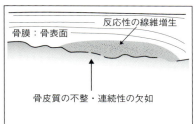

骨皮質の不整(→)や、高エコーで示される骨膜の連続性が一部欠如した所見(→)が認められる。X線検査よりも病変部位の異常が顕著である

骨肉腫②
Osteosarcoma

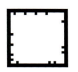

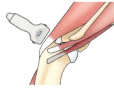

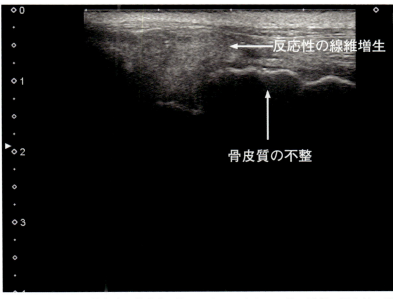

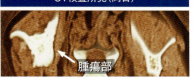

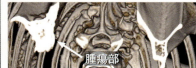

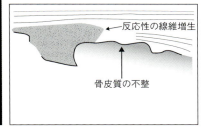

骨皮質の著しい不整(→)や菲薄化が認められる。さらに、骨の外側に反応性の線維増生(→)も認められる。前図と同症例

09 骨軟部腫瘍
Bone and Soft tissue Tumors

未分化肉腫①
Undifferentiated sarcoma

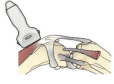
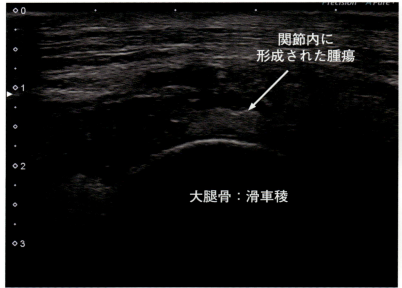
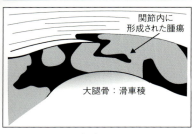

超音波検査を行うと、関節内に形成された腫瘍の大きさや広がりを詳細に観察することができる（→）

未分化肉腫②
Undifferentiated sarcoma

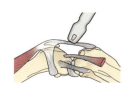
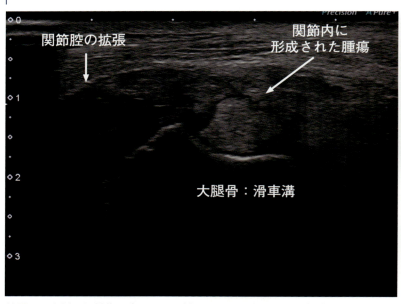
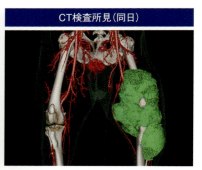
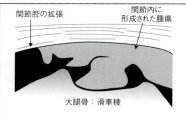

前図と同症例の短軸像。高エコーと低エコーが混在する腫瘍（→）が関節内に存在し、関節腔が拡張（→）している

未分化肉腫③
Undifferentiated sarcoma

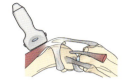

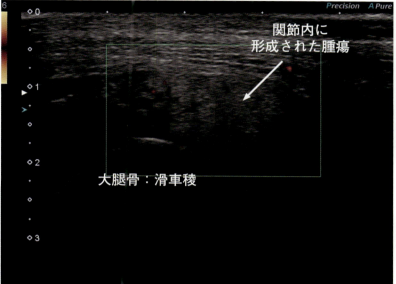

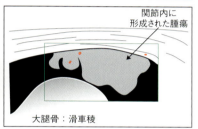

関節内に形成された腫瘍の血流を確認しているところ（前図と同症例）。本症例では、腫瘍内にほとんど血流が認められない

組織球性肉腫①
Histiocytic sarcoma

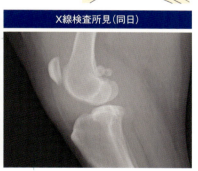

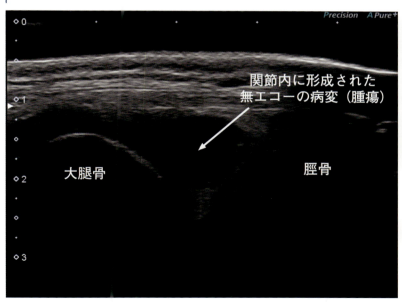

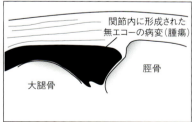

前十字靱帯断裂を疑った症例で、膝関節の超音波検査を行ったところ、関節内に無エコーの病変（→）が認められた。生検を行ったところ、組織球性肉腫という診断が得られた

09 骨軟部腫瘍
Bone and Soft tissue Tumors

組織球性肉腫②
Histiocytic sarcoma

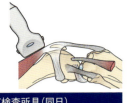
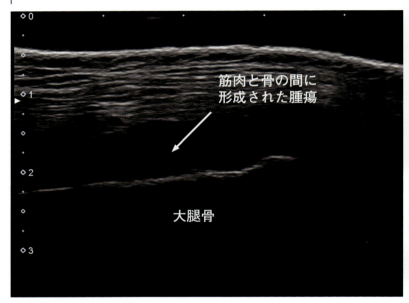
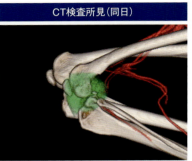
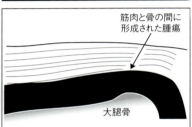

無エコーで描出された腫瘍（→）が、大腿骨に沿って広がっている様子が確認できる

組織球性肉腫③
Histiocytic sarcoma

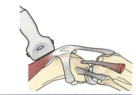
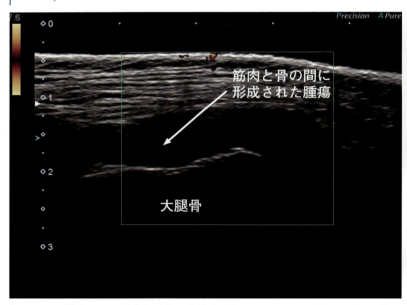
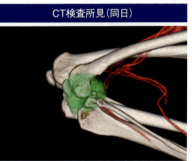
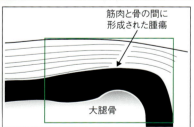

無エコーで描出された腫瘍（→）内の血流を確認したところ、血流はほとんど認められなかった

〈参考文献一覧〉

01 イントロダクション

[1] Patil, P., Dasgupta, B. Role of diagnostic ultrasound in the assessment of musculoskeletal diseases. *Ther. Adv. Musculoskelet. Dis.* 4（5）：341-355. 2012.
[2] 日本リウマチ学会 関節リウマチ超音波標準化小委員会、リウマチ診療のための関節エコー撮像法ガイドライン、羊土社、2011.
[3] 高橋 周、運動器超音波の新時代が到来、MEDIX、50：32-36. 2009.
[4] 前田佳彦、整形外科領域における超音波検査の実際、アールティ、49：20-25. 2011.
[5] 前野信久、堀田典生、建部貴弘. 超音波組織エラストグラフィの筋組織への応用、健康医療科学研究、25-33. 3：2013.
[6] 皆川洋至、超音波でわかる運動器疾患、メジカルビュー、東京、2010.
[7] 筋・骨格画像研究会　木野達司、運動器の超音波、南山堂、東京、2008.

02 肩関節

[1] 奥村正裕監訳、BSAVA犬と猫の整形外科マニュアル、学窓社、東京、2009.
[2] カラーアトラス獣医解剖学編集委員会 監訳、カラーアトラス獣医解剖学、緑書房、東京、2010.
[3] Tibas, K.M. and Johnston, S.A. edit. Veterinary Surgery Small Animal. Elsevier/Saunders. St. Louis, MO. 2012
[4] 若尾義人、田中茂男、多川政弘監訳、スモールアニマル・サージェリー 第3版、インターズー、東京、2008.
[5] 原 康、林 慶監訳、小動物の整形外科・骨折治療ハンドブック 第4版、インターズー、東京、2010.
[6] Wall, C.R., Cook, C.R., Cook, J.L. Diagnostic sensitivity of radiography, ultrasonography, and magnetic resonance imaging for detecting shoulder osteochondrosis/osteochondritis dissecans in dogs. Vet. Radiol. Ultrasoundol. 56: 3-11. 2015.

03 肘関節

[1] Knox, VW, IV, Sehgal, CM., Wood, AK. Correlation of ultrasonographic observantions with anatomic features and radiography of the elbow joint in dogs. Am. J. Vet. Res. 64：721-726. 2003.
[2] Lamb, CR., Wong, K. Ultrasonographic anatomy of the canine elbow. Vet. Radiol. Ultrasound. 46：319-325. 2005.
[3] Villamonte-Chevalier, AA., Soler, M., Sarria, R., Agut, A., Gielen, I., Latorre, R. Ultrasonographic and anatomic study of the canine elbow joint. Vet. Surg. 44：485-493. 2015.
[4] Spinella, G., Loprete, G., Musella, V., Britti, D., Vilar, JM. Cross-sectional area and mean echogenicity of shoulder and elbow tendons in adult German Shepherd dogs. Vet. Comp. Orthop. Traumatol. 26：366-371. 2013.
[5] Cook, CR., Cook, JL. Diagnostic imaging of canine elbow dysplasia：a review. Vet. Surg. 38：144-153. 2009.
[6] Coppieters, E., Gielen, I., Verhoeven, G., Van, Vynckt, D., Van, Ryssen, B. Erosion of the medial compartment of the canine elbow：occurrence, diagnosis and currently available treatment options. Vet. Comp. Orthop. Traumatol. 28：9-18. 2015.
[7] Seyrek-Intas, D., Michele, U., Tacke, S., Kramer, M., Gerwing, M. Accuracy of ultrasonography in detecting fragmentation of the medial coronoid process in dogs. J. Am. Vet. Med. Assoc. 234：480-485. 2009.
[8] カラーアトラス獣医解剖学編集委員会 監訳、カラーアトラス獣医解剖学、緑書房、東京、2010.
[9] 奥村正裕監訳、BSAVA犬と猫の整形外科マニュアル、学窓社、東京、2009.
[10] 原 康、林 慶監訳. 小動物の整形外科・骨折治療ハンドブック 第4版、インターズー、東京、2010.
[11] Hans, E.C., Saunders, W.B, Beal, B.S., Hulse, D.A. Arthroscopic diagnosis and treatment of medial coronoid disease in toy and small breed dogs：13 elbows（2000-2012）. Proceeding of ACVS, 2013. U.S.A.

04 手根関節

[1] カラーアトラス獣医解剖学編集委員会 監訳、カラーアトラス獣医解剖学、緑書房、東京、2010.
[2] Fossum TW, eds. Small Animal Surgery, 3rd ed. Mosby. St. Louis. 2007.
[3] Nelson RW, Couto CG. Small Animal Internal Medicine. 4th ed. Mosby. St. Louis. 2007.
[4] 宮坂信之、よくわかる関節リウマチのすべて、永井書店、大阪、2009.
[5] 日本リウマチ学会 関節リウマチ超音波標準化小委員会、リウマチ診療のための関節エコー撮像法ガイドライン、羊土社、2011.
[6] 皆川洋至、超音波でわかる運動器疾患、メジカルビュー、東京、2010.

05 股関節

06 膝関節

[1] 神島 保、佐川 昭 訳、骨軟部の超音波診断 リウマチ早期診断のために、シュプリンガージャパン、東京、2008.
[2] Arnault, F., Cauvin, E., Viguier, E., Kraft, E., Sonet, J., Carozzo, C. Diagnostic value of ultrasonography to assess stifle lesions in dogs after cranial cruciate ligament rupture：13 cases. Vet. Comp. Orthop. Traumatol. 22：479-485. 2009.
[3] Gnudi G, Bertoni G. Echographic examination of the stifle joint affected by cranial cruciate ligament rupture in the dog. Vet Radiol. Ultrasound. 42：266-270. 2001.
[4] Kramer, M., Gerwing, M., Hach, V., Schimke, E. Sonography of the musculosleletal system in dogs and cats. Vet. Radiol. Ultrasound 38：139-149. 1997.
[5] Blond, L., Thrall, D.E., Roe, S.C., Chailleux, N., Robertson, I.D. Diagnostic accuracy of magnetic resonance imaging for meniscal tears in dogs affected with naturally occuring cranial cruciate ligament rupture. Vet. Radiol. Ultrasound. 49：425-431. 2008.
[6] Mahn, M.M., Cook, J.L., Cook, C.R., Balke, M.T. Arthroscopic Verification of Ultrasonographic Diagnosis of Meniscal Pathology in Dogs. Vet. Surg. 34：318-323. 2005.
[7] 皆川洋至、超音波でわかる運動器疾患、メジカルビュー、東京、2010.
[8] 筋・骨格画像研究会　木野達司、運動器の超音波、南山堂、東京、2008.
[9] Piermattei, D.L., Flo, G.L., DeCamp, C.E. Handbook of Small Animal Orthopedics and Fracture Repair. 4th edit. Elsevier. 2016.

07 足根関節

[1] カラーアトラス獣医解剖学編集委員会 監訳、カラーアトラス獣医解剖学、緑書房、東京、2010.
[2] 原 康、林 慶 監訳. 小動物の整形外科・骨折治療ハンドブック 第4版、インターズー、東京、2010.
[3] 泉澤康晴 監訳、猫の整形外科、チクサン出版、東京、2011.
[4] 皆川洋至. 超音波でわかる運動器疾患、メジカルビュー、東京、2010.
[5] Fossum TW, eds. Small Animal Surgery, 3rd ed. Mosby. St. Louis. 2007.
[6] Houlton JEF, Cook JL, Innes JF, Lamgley, Hobbs SJ,（eds）. BSAVA manual of Canine and Feline Musculoskeletal Disorders. British Small Animal Veterinary Association. 2006.
[7] Nelson RW, Couto CG. Small Animal Internal Medicine. 4th ed. Mosby. St. Louis. 2007.

08 骨折

[1] 皆川洋至. 超音波でわかる運動器疾患、メジカルビュー、東京、2010.
[2] 筋・骨格画像研究会　木野達司、運動器の超音波. 南山堂、東京、2008.

09 腫瘍

[1] Tobias, K.M., Johnston, S.A. edit. Veterinary Surgery Small Animal. Vol.1. Elsevier Saunders, MO, USA, 2012.
[2] 泉澤康晴 監訳、猫の整形外科、チクサン出版社、東京、2011.

コラム

[1] 谷口圭吾、Ultrasound shear wave elastgraphyによる筋硬度の評価. Sports medicine. 166：18-25. 2014.

著者略歴

枝村　一弥
Kazuya Edamura, D.V.M., Ph.D., Diplomate JCVS

昭和 50 年 3 月	埼玉県深谷市生まれ
平成 5 年 3 月	静岡県立藤枝東高校卒業
平成 5 年 4 月	日本大学農獣医学部獣医学科入学
平成 11 年 3 月	日本大学農獣医学部獣医学科卒業
平成 11 年 4 月	東京大学大学院農学生命科学研究科獣医学専攻入学
平成 15 年 3 月	東京大学大学院農学生命科学研究科獣医学専攻修了
平成 15 年 4 月	日本大学生物資源科学部獣医学科獣医外科学研究室　助手
平成 20 年 4 月	日本大学生物資源科学部獣医学科獣医外科学研究室　専任講師
平成 23 年 3 月	University of Missouri College of Veterinary Medicine Visiting Scholar
平成 24 年 6 月	小動物外科専門医取得
平成 27 年 4 月	日本大学生物資源科学部獣医学科獣医外科学研究室　准教授（現在に至る）

主な学会活動
日本獣医麻酔外科学会　倫理委員会　委員長／関東地区委員会／整形外科委員会
獣医神経病学会　評議員
動物のいたみ研究会　委員長
日本獣医再生・細胞療法学会　副会長
日本獣医再生医療学会　理事
日本動物リハビリテーション学会　理事
日本獣医師会
日本獣医学会
動物臨床医学会
日本動物病院協会
日本獣医がん学会
日本再生医療学会

エコー DE 運動器疾患

2018 年 6 月 1 日　第 1 版第 1 刷発行

定　価　本体 18,000 円＋税
著　者　枝村　一弥　©Kazuya Edamura,2018
編集兼
発行人　金山　宗一
発　行　株式会社ファームプレス
　　　　〒 169-0075　東京都新宿区高田馬場 2-4-11
　　　　　　　　　　　KSE ビル 2F
　　　　TEL03-5292-2723　FAX03-5292-2726

落丁・乱丁本は、送料弊社負担にてお取り替えいたします。
本書の無断複写・複製（コピー等）は、著作権法上の例外を除き、禁じられています。第三者による電子データ化および電子書籍化は、私的使用を含め一切認められておりません。
ISBN978-4-86382-089-0 C3047